I0791579

30 Tage Mikrobiom-Anti-Diät

Entspannt-gesunde Ernährung
für Individualisten

Katrin Zahnweh

Inhalt

Vorwort

Wer sich für die Mikrobiom-Anti-Diät interessiert, hat ein klares Ziel: Gesundheit, Wohlbefinden und… nieder mit den Magen-Darm-Problemen!

Eine Unterhaltung unter Freunden, Kollegen oder Verwandten geht eher selten in diese Richtung. Auf die klassische Smalltalk-Eröffnung „Wie geht's dir?" antwortet wohl kaum jemand „Ach, nicht so gut, mein Darm macht mal wieder Probleme". Sobald wir aber doch - mehr oder weniger verschämt - über die eigenen Magen-Darm-Probleme sprechen, finden wir sehr schnell heraus, dass unglaublich viele Menschen im eigenen Umfeld ebenfalls betroffen sind. Von leichtem Zwicken über peinliche Blähungen bis hin zu Dauerschmerzen, die das Leben zur Hölle machen, ist so ziemlich alles dabei. Gesunde Menschen (und so ziemlich alle Männer) ernähren sich in der Regel relativ sorglos und machen sich wenige Gedanken darüber, was im Inneren des Körpers so alles passiert. Der macht das schon irgendwie allein, dieser Körper… Aber nur bei den wenigsten (beneidenswerten) Menschen hält dieser Zustand ein Leben lang an. Viele von uns stellen früher oder später besorgt fest, dass mit der Verdauung oder dem allgemeinen Gesundheitszustand etwas nicht so ganz in Ordnung ist.

Spätestens dann verfallen wir in Aktionismus und möchten unserem Darm und dem Heer von Mikroben, das in ihm lebt, etwas Gutes tun. Und schon taucht das nächste Problem auf. Wie genau soll dieses Gute denn aussehen? Werbung und Medien überschwemmen uns täglich mit immer wieder neuen Ernährungstrends. An einem Tag promoten sie etwas als wahnsinnig gesund, eine Woche später ist das gleiche Teil unheimlich schädlich bis kurz vor tödlich.

Die Trennkostdiät läuft gerade mal zwei Wochen, aber plötzlich warnen sämtliche Zeitschriften und News-Portale vor tierischem Fett, was der Trennkost eher widerspricht. Macht nichts, Trennkost ist sowieso für Weicheier. Der moderne Homo Sapiens muss schon mindestens Veganer sein, eine Detox-Kur nach der anderen durchziehen oder penibel auf jede Spur von Kohlenhydraten verzichten, wenn er noch hip sein will. Am besten gleich alles auf einmal, eine kohlenhydratfreie vegane Detox-Diät. Das Diät-Opfer hält extreme Ernährungsumstellungen jeder Art, je nach persönlicher Leidenstoleranz, zwischen einem und sechs Monaten durch, bevor es die Flinte ins Korn wirft und ein „Pfeif auf die gesunde Ernährung!" hinterherruft.

Es ist aber auch verdammt kompliziert, aus der Masse an Ernährungsformen eine auszuwählen. Woher sollen wir denn nun wissen, was die „richtige" Ernährung ist, und reicht Ernährung allein überhaupt aus, um den Darm zu unterstützen und gesund zu sein? Die verzweifelte Suche nach dem heiligen Gral der Ernährung führt das gepeinigte Diätopfer früher oder später zu diversen Webseiten. Endlich ist die Lösung in Sicht! Dort werden neben Informationen zum Thema Gesundheit diverse Wundermittelchen angeboten, die praktisch jede Krankheit im Nu heilen sollen, vom eingewachsenen Zehennagel bis zum Pankreaskarzinom. Für nur zwanzig Euro pro dreißig Milliliter. Wenn etwas so teuer ist, muss die Wirkung doch immens sein, oder? Klick-klick-klick, schon ist der virtuelle Einkaufskorb voll mit Grapefruitkernextrakt, Basenkapseln, Yacon Pulver, diversen Mineralstoffen und der großen 4-Wochen-Detox-Kur. Wenn sich die erhoffte Wirkung nach der Einnahme nicht einstellt, muss es wohl an uns liegen. Bestimmt haben wir im Lauf der letzten Woche eine der täglich verordneten fünf Portionen Tabletten, Kapseln und Tropfen vergessen oder etwas anderes falsch gemacht.

Wenn auch die Wundermittelchen versagen, gibt es nur noch eins: Jetzt werden wir radikal! Eine Darmreinigung, oder besser gleich eine komplette Darmsanierung, muss her. Wir würgen als perfekte Einleitung der Diät eine Art Katzenstreu in Kapsel- oder Pulverform hinunter, um den Darm mal so richtig durchzuräumen, und schlucken eine Handvoll Algentabletten dazu, um wertvolle Nährstoffe aufzunehmen - dieselben Nährstoffe, die bei der Durchräumaktion wenige Minuten vorher weggefegt wurden. Wir nehmen Kapseln mit Bakterien ein, nur um diese bei der täglichen Colon-Hydro-Therapie (das ist diese Sache mit Wasser-in-den-Arsch, Verzeihung, ins *Colon*) wieder auszuspülen. Schließlich müssen wir doch diese ganzen seltsamen und ekligen Ablagerungen wieder loswerden, die sich im Lauf des Lebens so in unseren Därmen ansammeln.

Wer beim Lesen ein paarmal schmunzeln oder nicken konnte und schon längst genug von Wundermittelchen und Extremismus in Sachen Ernährung und Gesundheit hat, ist hier genau richtig. Das alles geht auch einfacher. Gesünder. Günstiger. Und angenehmer.

Anti-Diät?

Warum ist die Anti-Diät die Lösung? Egal um welche neue Diät es sich handelt, sie beginnt meistens folgendermaßen: Der Delinquent sucht sich eine Zeitspanne aus, in der es keine Verlockungen gibt, die zur Unterbrechung der Diät führen könnten. Feiertage, Geburtstage, Urlaub, Feste und andere Quellen der Versuchung müssen also sorgfältig gemieden werden. Irgendwo im Kalender haben sich dann endlich zwei oder drei perfekte Wochen ohne besondere Ereignisse gefunden und die Tortur kann beginnen.

Die Standard-Diät

Endlich ist die passende Diät gefunden. Vier Kilo weniger in zwei Wochen, das klingt doch gut. Danach wird dann endlich alles anders und der Start in ein neues, leichteres Leben beginnt. Als Vorbereitung werden Kühlschrank, Küchenschränke und Speisekammer kritisch in Augenschein genommen und Lebensmittel im Wert von mehreren hundert Euro entsorgt – schließlich soll das ganze ungesunde Zeug in Zukunft gemieden werden. Dann gehen wir voller Enthusiasmus shoppen und bestellen die verrücktesten Sachen online. Dinge, von denen unsere Oma noch nie gehört hat. Für Miso Paste, Tempeh, Gojibeeren und Acaipulver geben wir einen Haufen Geld aus und stellen erst bei der nächsten Kreditkartenabrechnung fest, wie teuer der ganze Spaß war. Der nächste Schritt führt uns in die Lebensmittelläden vor Ort, wo wir uns mit Bergen von frischem Obst und Gemüse eindecken. Mit einer Mischung aus Überlegenheitsgefühl und Neid schauen wir auf den Einkauf des Vordermanns, der gerade Fertigpizza, Schokolade und Erdnussflips bezahlt. Dann beginnt die Diät

Tagebuch eines Diätopfers

Tag 1: Ich bin hochmotiviert! Die ganze Küche ist voll von gesunden Sachen. Schön irgendwie. Meine Freunde wissen schon bescheid, dass ich demnächst 10 Kilogramm weniger wiegen werde und ab sofort gesünder lebe. Das Abendessen war heute jedenfalls gar nicht so schlecht!

Tag 2: Heute gab es Reis, eine willkommene Abwechslung zur fettarmen Kohlsuppe von gestern. Ich musste morgens eine Stunde früher aufstehen, um ein Frühstück zu essen und mein Mittagessen fürs Büro zusammenzustellen, aber das bin ich mir wert.

Tag 3: Heute war das Essen auch wieder lecker. Ich habe nur einen Teelöffel Von der Miso Paste für die Suppe gebraucht. Leider gab es die Paste nur im Blockformat. Naja, dann gibt's eben öfter mal Miso Suppe, schmeckt ja nicht schlecht.

Tag 4: Präsentation vor dem Management um neun Uhr morgens, und die Folien waren noch nicht fertig. Das Frühstücken war mir deshalb heute viel zu stressig. Ich habe dafür mittags die doppelte Menge verputzt, wird schon passen. Nach der Arbeit musste ich dann noch einkaufen. Etwas anstrengend ist das Ganze schon...

Tag 5: Ich fühle mich schon unheimlich leicht, ich glaube, die Diät wirkt! Ganz einfach ist es nicht, aber aller Anfang ist schwer - ich ziehe das durch!

Tag 6: „Knabbere doch abends beim Fernsehen Karottenstreifen statt Schokolade." Wer gibt denn solche Ratschläge? Pfffft... Naja, was man nicht alles tut...

Tag 7: Heute Morgen habe ich es einfach nicht geschafft, ein Mittagessen vorzubereiten. Hunger hatte ich trotzdem, und zwar gewaltig. Habe deshalb gesündigt. Obwohl – eine einzige Currywurst fällt bestimmt nicht ins Gewicht. Ein schlechtes Gewissen habe ich trotzdem, eigentlich wollte ich mich doch zu hundert Prozent an die Vorgaben halten.

Tag 8: Zucchini? Die kann ich eigentlich nicht ausstehen, aber laut Diätplan gibt es heute gefüllte Zucchini. Naja, werden schon für irgendwas gesund sein. Würg...

Tag 9: Puh. Die Gemüsereste stapeln sich im Kühlschrank. Was mache ich jetzt mit dem ganzen Zeug? Heute muss ich mal Inventur machen und einiges entsorgen. Schade ums Geld und die teuren Lebensmittel.

Tag 10: Wo zum Teufel soll ich denn in Neukirchen Gelbflossenthunfischfilet in Sushi-Qualität herbekommen? Was denken sich diese Diät-Erfinder nur?

Tag 11: Hm, am Anfang habe ich so schön abgenommen und mich schon ganz entgiftet gefühlt, aber jetzt geht einfach kein Gramm mehr runter. Obwohl ich ständig Hunger habe. Mein Freund und meine Kollegen sind zurzeit auch so unausstehlich!

Tag 12: Heute hatte ich beim Sport einfach keine Kraft und musste aufgeben. Ich will fernsehen und Schokolaaaaaadeeee! Noch dazu musste ich heute eine Einladung absagen. Ich wäre so gern hingegangen, aber wie soll ich dann meine Diät durchhalten?

Tag 13: Eda... WAS... soll ich kaufen??? Edamame? Was soll das denn sein? Ob der Netto sowas hat?

Tag 14: Es reicht. Ich kann kein Gemüse mehr sehen. Und schon gar nicht roh oder gedünstet. Gottseidank ist die Diät vorbei, drei Kilo sind immerhin runter. Jetzt mach ich erstmal Pause und versuche dann später nochmal drei Kilo abzunehmen.

Monat 2 nach der Diät: Verdammt. Die drei Kilo sind wieder drauf, und sogar noch eins dazu. Aber von diesem gedünsteten Gemüse kann doch kein Mensch auf Dauer leben, und wer kann sich diese ganzen Zutaten schon auf Dauer leisten? Naja, eigentlich bin ich ja gar nicht so dick, so im Vergleich zu meinen anderen Freunden... Mach' ich heute Knödel oder Spätzle zum Gulasch?

3 Jahre nach der Diät: Heute habe ich etwas Seltsames in einer Ecke des Küchenschranks entdeckt: Eine beinah volle, aber komplett vertrocknete Packung von so einer Miso-Paste. Wie kommt das Zeug da nur hin?

So muss es wirklich nicht laufen. Es geht auch entspannter, billiger und ohne Lebensmittelverschwendung. Dafür mit der Hilfe von ein paar Billionen neuen Freunden, dem Mikrobiom. Und mit der Anti-Diät.

Die Anti-Diät

Seien wir ehrlich – wir haben das doch schon alles ausprobiert, meistens mit zweifelhaftem Ergebnis: Diäten, Kuren, und neuerdings „Challenges" (neudeutsch für Folter und Verzicht). Wir haben genug von diesen Diäten und möchten einfach wissen, wie wir ganz entspannt leben können, ohne uns täglich zu verbiegen. Die Mikrobiom-Anti-Diät führt uns Schritt für Schritt dorthin. Mit viel Hintergrundwissen und einer Anleitung für Individualisten, die keine Lust auf ellenlange Einkaufslisten und detailliert ausgearbeitete Diätpläne haben. Dieses Buch soll dazu inspirieren, eigene Wege zu gehen, die am besten zum persönlichen Lebensstil passen: Entspannte und mikrobiomfreundliche Ernährung für Individualisten.

Die Tipps stammen nicht von einem Promi oder Fitness-Guru mit eigenem Personal Trainer, jeder Menge Zeit und Geld und einem von jeher makellosen und fettfreien Körper. Stattdessen basieren sie auf den Erfahrungen eines absoluten Durchschnittsmenschen, der seit einigen Jahrzehnten sämtliche Höhen und Tiefen in Sachen Gesundheit, Ernährung, Sport,

Traumfigur und Dauerstress durchwandert und laufend dazu-
lernt. Die Tipps für Individualisten helfen bei der Unterstützung von Mikrobiom, Darm und Immunstem – ganz ohne Diäten und Extremkuren. Daher der Name „Anti-Diät".

Gerade weil die Anti-Diät so entspannt abläuft, ist sie nicht nur
für 30 Tage geeignet, sondern für ein ganzes Leben. Zum Einstieg ist es aber einfacher, sich ein zeitlich limitiertes Ziel zu setzen – „ein Leben lang" klingt einfach zu endgültig. 30 Tage sind
dagegen recht überschaubar. Die Tipps können sehr flexibel angewendet werden, je nach eigenen Vorlieben. Wenn am Anfang
die Inspiration fehlt, ist es trotzdem nicht ganz leicht, einfach
loszulegen. Deshalb gibt die Anti-Diät Anregungen und zeigt,
dass eine mikrobiomfreundliche Lebensweise auch ohne viel
Aufwand und Verzicht möglich ist. Mit dem geballten Wissen
über unsere Mikrobenfreunde und etwas Inspiration durch ein
paar konkrete Beispiele ist es gar nicht schwer, das Mikrobiom
zu unterstützen und die persönliche Gesundheit zu verbessern.
Und das ganz ohne Katzenstreu, versprochen!

Das Mikrobiom

Das Mikrobiom ist die neue Darmflora, und es ist Teil unseres Körpers und unserer Anti-Diät. Es ist hip, es ist unglaublich interessant, die Wissenschaft arbeitet mit Feuereifer daran, und die Ergebnisse sind mehr als vielversprechend. Würde man alle Darmbakterien auf die Waage legen, hätten sie ein Gewicht von ein bis zwei Kilogramm. Dank seiner zahlreichen Funktionen wird das Mikrobiom sogar als eigenständiges Organ bezeichnet.

Goodbye Darmflora - Hello Mikrobiom!

Das Wort "Darmflora" ist eigentlich schon etwas veraltet. Es stammt aus einer Zeit, in der gerade erst das Mikroskop und mit seiner Hilfe die klitzekleinen Lebewesen, die den Menschen besiedeln, entdeckt wurden. Diese Lebewesen wurden anfangs fälschlicherweise für Pflanzen (Flora) gehalten. Bei mikroskopisch kleinen Punkten und Stäbchen kann man das schon mal verwechseln. Ihre Gemeinschaft in unserem Dickdarm wurde daher kurzerhand Darmflora genannt. Der Name ist den meisten auch heute noch geläufig. Er wird seit Jahrzehnten sozusagen geduldet, obwohl Bakterien und andere Einzeller weder Tier noch Pflanze sind, sondern Mikroorganismen.

Seit einigen Jahren haben diese Mikroorganismen allerdings einen Prestigegewinn zu verzeichnen, der jeden B-Promi vor Neid erblassen lässt. Als das Genom des Menschen entschlüsselt wurde, war das Ergebnis ziemlich enttäuschend und irgendwie peinlich. Sogar sehr kleine und einfache Lebewesen wie Mäuse oder Salatgurkenpflanzen haben annähernd dieselbe Anzahl von Genen wie der Mensch. Dieses unerwartete Ergebnis muss die Krone der Schöpfung nun erst einmal verdauen. Der Erfolg des Projekts stellte sich allerdings doch noch ein, nur etwas später. Das passiert ziemlich oft in der Wissenschaft, vor allem in der Medizin. In diesem Fall hatten sich die Methoden zur Gensequenzierung während des Langzeitprojekts dermaßen verbessert, dass ein Genom nun innerhalb kürzester Zeit entschlüsselt werden kann. Nach der Analyse des Menschen machte sich die Wissenschaft deshalb daran, auch die kleinsten Lebewesen zu untersuchen, unsere Mikroorganismen.

Aus diesem Projekt ging eines der erstaunlichsten Ergebnisse der letzten Jahrzehnte hervor: Jeder Mensch wird von Billionen Bakterien besiedelt, auch wenn er sich noch so gründlich die Hände wäscht. Die meisten von ihnen leben im Dickdarm. Wer nicht ständig mit großen Zahlen arbeitet, kann die Anzahl von Nullstellen einer Billion wahrscheinlich nicht auf Anhieb nennen, ohne zu spicken (es sind 12). Kein Wunder, denn mit solchen Zahlen haben wir es im Alltag normalerweise nicht zu tun. Sehr praktisch für unsere Politiker weltweit, die es sich auf einem Berg von mehreren Billionen Staatsschulden gemütlich machen, während wir uns nicht annähernd vorstellen können, wie viel Geld das tatsächlich ist und was dieser Schuldenberg für unsere Zukunft bedeutet. Doch zurück zur Bakterienpopulation in unserem Inneren, bei der diese große Anzahl erfreulich und wünschenswert ist, und zu den Genen.

Wäre uns vor ein paar Jahren ein Alien begegnet und hätte gefragt „Was bist du"? Dann hätten wir geantwortet: „Ein Mensch". Heutzutage müsste die Antwort aber lauten: „Ein Wesen, das aus einem Teil Mensch und mehreren Billionen Teilen Mikroorganismen besteht". Diese gewaltige Menge von Bakterien besitzt zusammen wesentlich mehr Gene als ihr Mensch. Die genauen Zahlen variieren in verschiedenen Publikationen stark, aber am häufigsten wird der Faktor zehn genannt. Diese Information muss unser Gehirn erst einmal verarbeiten.

In dieser Kombination aus Mikrobiom und Mensch besitzt der Mensch nur zehn Prozent der Gene! Die restlichen 90 Prozent stammen von den Mikroorganismen auf und in unserem Körper! Zu dieser Zahl gibt es übrigens auch kritische Stimmen. Man sagt, es handle sich um einen Berechnungsfehler, da diese Zahl aus der extremen Dichte der Bakterien im Dickdarm geschlussfolgert wurde, obwohl sie nicht für den gesamten Körper zutrifft. Wir können leider nicht nachzählen, um die Wahrheit zu erfahren. Es macht aber keinen großen Unterschied, ob es nun tatsächlich 90 Prozent der Gene und Zellen sind oder etwas weniger. Sicher ist: Es sind unglaublich viele. Die Wissenschaft hat aber noch viel mehr herausgefunden. Diese enorme Menge an Mikroorganismen samt Genen lebt nicht nur einfach zufällig in und auf uns und hopst oder liegt oder schwimmt einfach so herum, sondern unser Zusammenleben ist lebenswichtig – vor allem für uns Menschen!

Diese bahnbrechende Erkenntnis verhalf der inneren Mikrobengemeinschaft zu ihrem großen Durchbruch in der Öffentlichkeit, samt PR-Beratung, aufgepepptem Image und einem neuen, würdigeren Namen, nämlich Mikrobiota. Die Gene der Mikrobiota werden Mikrobiom genannt. Im Lauf der Zeit hat sich der (wie ich finde etwas schönere) Begriff Mikrobiom allerdings für beides eingebürgert. Deshalb wird er auch von mir für die Gemeinschaft der Bakterien und nicht ausschließlich für deren Gene verwendet – die Wissenschaft möge mir verzeihen.

Der größte Teil unseres Mikrobioms befindet sich also in unserem Dickdarm. Seine Wand ist über und über mit ihnen besiedelt. Ein praktischer Vergleich vermittelt ein besseres Gefühl für die Menge von Mikroorganismen, mit denen wir es zu tun haben. Im Jahr 2019 leben ungefähr 7,6 Milliarden Menschen auf der Erde, die sich in 1,3 Milliarden Autos vorwärtsbewegen. Ein einziges Gramm vom Inhalt eines Dickdarms enthält angeblich zwischen 100 Millionen und 10 Milliarden Mikroorganismen.

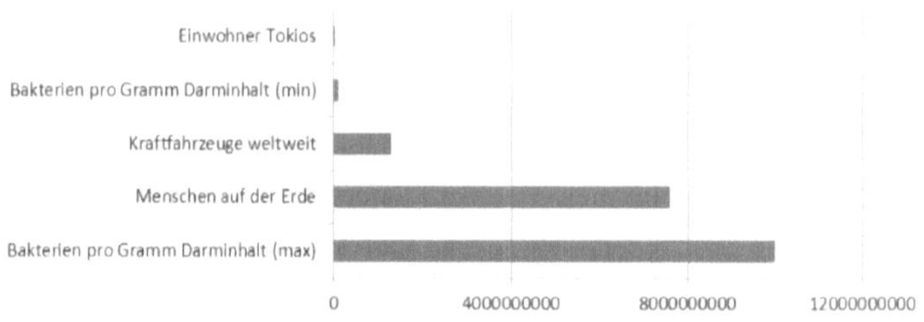

Relationen: Bakterien pro Gramm Darminhalt

Sogar im Minimalfall leben mehr Bakterien in einem einzigen Gramm Stuhl als Menschen in Tokio. Im Maximalfall sind es sogar mehr als die gesamte Erdbevölkerung.

Eine junge Freundschaft und unendliche Möglichkeiten

Die Mikrobiomforschung ist ein sehr junges Gebiet der Wissenschaft, sie ist sozusagen gerade erst frisch geschlüpft. Wie jung diese Forschung aus historischer Sicht ist, zeigen die beiden folgenden Diagramme.

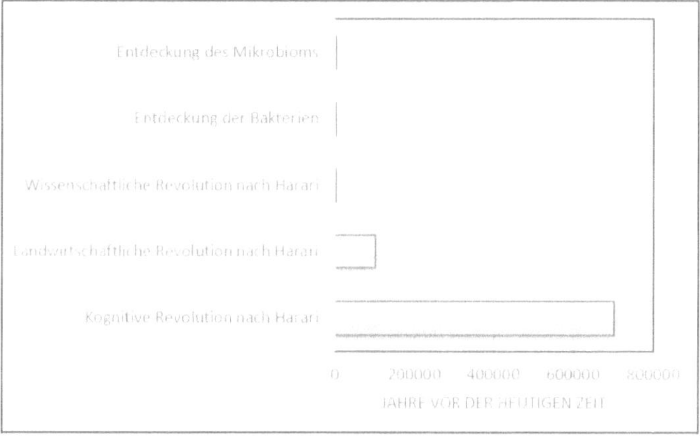

Von der kognitiven Revolution zur Entdeckung des Mikrobioms

Die kognitive Revolution bezeichnet der Historiker Harari den Zeitpunkt, ab dem der Homo Sapiens das Bewusstsein, wie wir es heute besitzen, entwickelte. Erst ab diesem Zeitpunkt war der Mensch in der Lage, abstrakte Ideen zu entwickeln und zu verbreiten, wie zum Beispiel den Glauben an Geister oder Götter [1]. Durch diesen entscheidenden Einschnitt konnte der Mensch sich mit Hilfe von Ideologien zu größeren Gruppen zusammenschließen (lassen) und wurde zum gefährlichsten Raubtier der Erde. Die landwirtschaftliche Revolution, die den Homo Sapiens vom Wildbeuter zum Bauern machte, erfolgte erst sehr viel später. Die Zeit, in der wir heute leben, ist von der wissenschaftlichen Revolution geprägt, deren Balken man im ersten Diagramm kaum erkennen kann, genau wie die Entdeckung der Bakterien und des Mikrobioms. Deshalb zoomt die nächste Abbildung etwas weiter in diesen Bereich hinein.

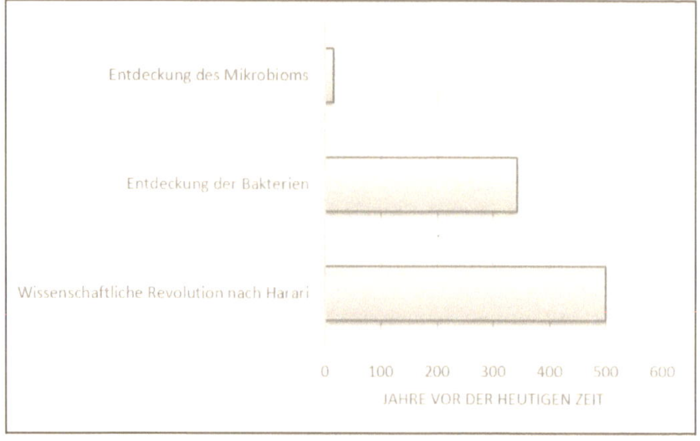

Von der Wissenschaftlichen Revolution zur Entdeckung des Mikrobioms

Das zweite Diagramm zeigt noch besser, wie jung das Wissen um unser Mikrobiom im Vergleich zur Gesamtdauer der wissenschaftlichen Ära noch ist. Dieser kurze Abstecher verdeutlicht, dass wir gerade erst begonnen haben, unsere Bakterienfreunde besser kennenzulernen. Es wird aber noch einige Zeit vergehen, bis wir sie wirklich verstehen – falls Mensch und Bakterien so lange überleben. Bis dahin wird viel passieren. Einiges von dem, was heute als sicher gilt, wird sicherlich in einigen Jahren als Fehlannahme geoutet.

Für jede wissenschaftliche Arbeit gilt: Sie kostet Geld und muss finanziert werden. Hinter finanziellen Mitteln stecken grundsätzlich auch finanzielle Interessen. Unter dieser Voraussetzung müssen Forschungsergebnisse aller Art und deren Bekanntmachung in den Massenmedien generell kritisch betrachtet werden. Nicht alles geschieht ausschließlich zum Wohl der Menschheit. Pessimisten wie ich würden sogar behaupten, das

Wohl der Menschheit sei höchstens ein zufälliges Nebenprodukt. Aber manchmal nützt das Ergebnis einer Forschung tatsächlich beiden Seiten. Jeder Mensch kann es für sich nutzen, wenn er sich etwas mit der Materie befasst und für sich selbst die richtigen Schlussfolgerungen zieht.

Die Mikrobiomforschung wird sicherlich vor allem auf die Entstehung neuer Produkte abzielen. Wenn es gelingt, eine Bakterienkombination in Kapselform anzubieten, die uns schlank macht oder chronische Darmkrankheiten heilt, lässt sich damit ein schöner Batzen Geld verdienen. Ein Patient mit jahrelanger Leidensgeschichte wird natürlich mit Freuden das Geld für diese moderne Arznei ausgeben, wenn sie nachweislich zu Linderung oder Heilung führt. Daher sind der Verkauf und somit auch ein gewisser Profit legitim. Wir sollten uns aber keinesfalls nur auf diese modernen Produkte verlassen, sondern gleichzeitig die Möglichkeiten ausschöpfen, mit denen niemand die ganz dicke Kohle macht, und die deshalb oft etwas stiefmütterlich behandelt werden. Obwohl sie nicht ganz so bequem umzusetzen sind wie die tägliche Einnahme einer Kapsel. Es gibt viele Arten, unser Mikrobiom zu unterstützen, angefangen beim kritischen und verantwortungsbewussten Umgang mit Antibiotika und einer mikrobiomfreundlichen Ernährung. Zugegeben, das ist nicht der leichte Weg für Faule. Der Individualist braucht ein bisschen mehr Wissen, Disziplin und Selbstvertrauen, um in entspannter Freundschaft mit der Mikrobengemeinschaft zu leben.

Vieles muss erst noch erforscht werden. Es ist noch unklar, welche Zusammensetzung ein perfektes Mikrobiom eigentlich haben sollte, denn es gibt so viele verschiedene. Das Mikrobiom eines einzelnen Menschen soll so einzigartig sein wie sein Fingerabdruck. Wenn man sich überlegt, dass ein Fingerabdruck aus einer begrenzten Anzahl an Rillen auf einer doch recht kleinen Fläche besteht, während sich das Mikrobiom aus tausenden von verschiedenen Arten in unterschiedlich großer Anzahl zusammensetzt, ist das recht einleuchtend. Die Wechselwirkung verschiedener Bakterienarten aufeinander ist noch ein großes Geheimnis, und das in einer Welt, die bereits alles zu wissen glaubt. Noch kann niemand so genau sagen, welchen Einfluss das Mikrobiom auf die Entstehung von Zivilisationskrankheiten, unser Handeln und unser Denken hat. Doch wie auch immer die Antwort auf diese Fragen lautet, es lohnt sich mit Sicherheit, unser Mikrobiom so gut wie möglich zu unterstützen. Das gelingt am besten, wenn wir etwas mehr über dieses faszinierende Wesen herausfinden. In der Schublade „ziemlich sicher" gibt es bereits einige Erkenntnisse. Wenn wir diese berücksichtigen, sind wir schon ganz gut in der Lage, unser Mikrobiom optimal zu pflegen, bis die Wissenschaft mehr herausfindet. Genau das ist unser Ziel.

Bad Guys & Good Cops

Die Wissenschaft steht auch nach einigen Jahren immer noch ganz am Anfang der Mikrobiomforschung. Noch vor kurzem waren Bakterien "bad guys" und mussten unbedingt vernichtet werden, durch Antibiotika und Desinfektion. Seit dem großen

Durchbruch medizinisch wirksamer Antibiotika wurden diese Bakterienkiller immer weiter perfektioniert. Neben Breitbandantibiotika wurden Antibiotika entwickelt, die ganz gezielt wirken - immerhin ein kleiner Fortschritt. Denn es werden immer Situationen auftreten, in denen es bei aller Bakterienfreundschaft nicht klug ist, auf Antibiotika zu verzichten. Diese richten selbstverständlich nicht nur Schaden an, sondern haben auch einen unbestreitbaren Nutzen. Durch Bakterien ausgelöste Krankheiten, an denen früher Millionen von Menschen qualvoll starben, wurden quasi über Nacht ausgerottet und sind heute keine Bedrohung mehr. Auch das annähernd sterile Leben in der westlichen Welt, angefangen bei der Geburt, trägt zur Dezimierung bakterieller Infektionen bei.

Es gibt aber leider noch eine zweite Seite der Medaille. Heute zeigt sich immer deutlicher, dass Mensch und Umwelt für diese pauschale Vernichtung allen mikrobiotischen Lebens einen sehr hohen Preis zahlen. Resistente Bakterien sind mittlerweile eine der Top-Ten Bedrohungen für die Menschheit. Allergien und Zivilisationskrankheiten sorgen dafür, dass immer mehr Menschen ihr Leben nicht bei voller Gesundheit genießen können. Bakterien sind manchmal, aber eben nicht immer die „bad guys", und den bedingungslosen Kampf gegen sie kann die Menschheit auf Dauer nur verlieren.

Die Bakterien in und um uns sind ein wichtiger Teil unserer eigenen Entstehungsgeschichte, und wir können nicht ohne sie leben, sondern nur mit ihnen zusammen. "Gesund mit dem Mikrobiom" ist deshalb das Motto. Dazu müssen wir umdenken, einige unserer Gewohnheiten über den Haufen werfen und neue annehmen. In Freundschaft und supergesund mit dem Mikrobiom zu leben heißt, auf unnötige Vernichtung von Bakterien zu verzichten und gleichzeitig die Bakterien, die uns nützen, so gut wie möglich zu unterstützen, ganz besonders durch eine bakterienfreundliche Ernährung. Nun hat aber niemand so richtig Lust, sich lebenslang an Diätpläne zu halten und auf jeden Spaß und Genuss im Leben zu verzichten. Kein Problem, denn es geht auch ganz anders. Es ist nicht nur spannend, sondern auch sehr nützlich, die Symbiose von Mikrobiom und menschlichem Körper zu erforschen. Das Entwickeln eigener Strategien, die zum persönlichen Leben passen, gelingt dann ganz leicht. Die Zusammenarbeit zwischen Mensch und Mikrobiom lässt sich leichter verstehen, wenn wir ganz von vorn anfangen – bei der Verdauung.

Das Wunder der ... Verdauung

Das Verdauungssystem ist ein Wunder, wie eigentlich der gesamte Körper, anders kann man es nicht sagen. Ausgeklügelte chemische und mechanische Aktionen zerlegen den Apfel, den wir essen, ohne groß darüber nachzudenken, in winzig kleine Bestandteile, die unser Körper aufnehmen kann. Ganzer Apfel rein – bräunliches-Restchen-über-das-wir-nicht-so-gerne-sprechen wieder raus. Aber zwischen "rein" und "raus" passieren faszinierende Dinge!

Unser Organismus kann nicht einfach Apfelstückchen aufnehmen und verarbeiten, egal wie fleißig wir darauf herumkauen.

Für die Aufnahme muss der Apfel, genau wie das Stück Schokolade, das möglicherweise hinterherflutscht, zuerst in seine kleinsten Bestandteile, zum Beispiel diverse Nährstoffe, Glukose und Aminosäuren, zerlegt werden. Diese sind so winzig, dass sie durch die Darmwand in unseren Blutkreislauf gelangen können. Doch wie funktioniert das?

Die Verdauung beginnt schon im Mund. Deshalb gilt tatsächlich, was verantwortungsbewusste Eltern ihren Kindern schon immer gesagt haben: Gründliches Kauen ist sehr wichtig. Zum einen, weil die Nahrung damit zerkleinert wird und der Magen weniger Säure produzieren muss, um eine schludrig ausgeführte Arbeit zu korrigieren. Zum anderen, weil das Essen beim Kauen mit Speichel vermischt wird, und die enthaltenen Enzyme es bereits vorverdauen. Stärke kann zum Beispiel schon im Mund in Zuckermoleküle verwandelt werden. Deshalb schmeckt Brot nach langem Kauen etwas süßlich.

Der Magen selbst fängt schon lange vorher an, einen Verdauungssaft (nicht zu verwechseln mit dem allseits beliebten Verdauungsschnaps) zu produzieren, der aus Enzymen und Salzsäure besteht. Diese Enzyme zerlegen die aufgenommenen Proteine. Salzsäure ist als Gefahrgut eingestuft und reizt Haut, Atemwege und Augen. Bei einer Operation am offenen Körper müsste man eigentlich einen großen Gefahrstoffaufkleber auf dem Magen finden. Hätte der Magen nicht seine Schleimhaut und gleichzeitig stark regenerationsfähige Zellen, würde er sich durch die Zufuhr an Salzsäure tatsächlich selbst verdauen. Solange unsere Magenschleimhaut aber intakt ist, wird zum Glück nur das Essen aufgelöst, das sich im Magen befindet.

Zusätzlich zu dieser chemischen Auflösung kommt der Magen selbst in Bewegung. Durch starke Kontraktionen knetet er den Speisebrei so richtig durch wie die Oma einen Hefeteig und schiebt ihn dabei in Richtung Ausgang – hinein in den Zwölffingerdarm. Der Pförtner sorgt dafür, dass nur winzig kleine Teile in den Darm gelangen und nicht das etwas größere Apfelstück, das wir in der Eile verschlungen haben.

Wir ernähren uns natürlich in der Regel nicht von Äpfeln, sondern auch von sehr viel gehaltvolleren (und köstlichen) Dingen, die meistens mehr oder weniger große Mengen an Fett enthalten. Das stört unseren Körper nicht weiter, solange Menge und Qualität stimmen. Sobald fetthaltige Nahrung im Zwölffingerdarm ankommt, werden Gallenblase und Bauchspeicheldrüse aktiv. Die Gallenblase gibt die gespeicherte Galle in den Darm aus, um den Fettabbau zu unterstützen.

Interessant zu wissen: Die Gallenblase ist nur ein Speicherort. Sie produziert gar keine Galle, das erledigt stattdessen die Leber. Wenn die Gallenblase entfernt wurde (Cholezystektomie), verträgt der Mensch nur noch sehr wenig Fett in der Nahrung. Ihm steht nur noch die Menge an Galle zur Verfügung, die von der Leber auf Zuruf produziert werden kann. Der größte Teil der Gallenflüssigkeit wird „nach Gebrauch" sofort wieder abgebaut. Auch die Mikroorganismen im Darm verwerten Gallensäure. Ein kleiner Rest verbleibt aber im Nahrungsbrei und färbt ihn bräunlich – daher die Farbe des Endprodukts, das wir alle kennen. Durch ein einfaches optisches Erkennungsverfahren (wissenschaftlich ausgedrückt klingt es gleich viel weniger eklig) lassen sich einige Krankheiten auch zuhause erkennen. Ein sehr heller Stuhl deutet zum Beispiel auf Probleme mit der Leber oder der Gallenblase hin. Probleme beim Fettabbau, wie Übelkeit oder Koliken nach fettreicher Nahrung, können auf eine Erkrankung der Gallenblase, wie zum Beispiel Gallensteine, hindeuten. In solchen Fällen ist es wichtig, den Hausarzt ganz schamlos über diese peinlichen Details zu informieren und ihm so bei der Diagnose zu helfen.

Die Bauchspeicheldrüse fügt einen weiteren, wichtigen Verdauungssaft hinzu. Dieser neutralisiert die Salzsäure aus dem Magen, was aus offensichtlichen Gründen eine gute Idee ist. Außerdem ist der Verdauungssaft durch seinen Gehalt an zahlreichen, unterschiedlichen Enzymen in der Lage, praktisch alles in seine Bestandteile zu zerlegen – mit Ausnahme von Pflanzenfasern (Zellulose). Das ist aber kein Fehler im System, denn diese Pflanzenfasern kommen etwas später noch ins Spiel und erfüllen eine wichtige Aufgabe.

Nun geht es in den Dünndarm. Der Speisebrei wird vom Dünndarm mechanisch immer weiter vorwärtsbewegt. Es gibt hier kein Zurück mehr, wie in der Schlange vor der Achterbahn. Wieder werden Enzyme eingesetzt, um die restlichen Bestandteile der Nahrung zu zerlegen. Jetzt sind diese so winzig, dass sie durch die Darmwand dringen wie durch einen sehr feinmaschigen Filter, und anschließend im Blutkreislauf bis zum Zielort durch den Körper wandern können. Die verbliebenen Nahrungsreste im Darm enthalten zu diesem Zeitpunkt fast keine Nährstoffe mehr und könnten eigentlich auch jetzt schon ausgeschieden werden. Doch es folgt noch ein weiterer Schritt in

Richtung Ausgang. In diesem Schritt kommen endlich unsere Hauptdarsteller, die Darmbakterien, ins Spiel.

Eine der Aufgaben des Dickdarms ist es, dem Nahrungsbrei Wasser und Salze zu entziehen. Ab hier wird der Speisebrei so lange hin und her geschoben, bis der Dickdarm seine Aufgaben erfüllt hat. Ab jetzt wird der Nahrungsbrei "Stuhl" genannt, ist fester geworden und enthält am Ende immer die gleiche Menge an Salz. Das ist aber nicht die einzige Aufgabe des Dickdarms. Die wahrscheinlich wichtigste Eigenschaft ist: Der Dickdarm ist das Zuhause von Billionen Mikroorganismen, mit denen wir unser Leben teilen. Wir können ihr Dasein angenehm oder eher ärmlich gestalten, und entsprechend können auch sie uns nützen oder schaden, je nachdem, wie gut unsere interkulturelle Zusammenarbeit funktioniert. Der Verdauungsprozess ist an dieser Stelle zu Ende, Nahrungsreste und abgestorbene Bakterien verlassen den Körper auf dem altbekannten Weg, und wir mischen uns locker unter die Mikrobengemeinschaft, um zu sehen, was da so alles passiert.

Bakterien als Verdauungshilfe

Pflanzenfresser produzieren das Enzym Zellulase, welches Pflanzenfasern (Zellulose), direkt abbauen kann. Dem Menschen fehlt dieses Enzym, deshalb wandern Pflanzenfasern aus unserem Essen unverdaut bis in den Dickdarm. Und hier beginnt das Fest für die Darm-Mikrobiota, auch Darmflora genannt. Denn eben diese Pflanzenfasern, die für uns selbst nur

Abfall wären, sind die bevorzugte Nahrung für unsere Bakterien.

Allerdings – und hier wird es ziemlich gruselig – ernähren sich unsere Darmbakterien auch von unserer Darmschleimhaut. Grundsätzlich ist daran nichts auszusetzen, denn abgestorbene Zellen werden auf diese Weise von unseren Bakterien entfernt und können durch neue ersetzt werden, eine Art kostenloses Peeling. Wenn die Bakterien aber hungern, weil ihnen nicht ausreichend Ballaststoffe zur Verfügung stehen, wird es problematisch. Eine Studie zeigte, dass die hungernde Mikrobiota aggressiv wird und größere Mengen der Darmschleimhaut abträgt als üblich. Doktor Mahesh Desai drückte es in etwa so aus: Wenn du sie nicht fütterst, fressen sie dich vielleicht ("*In other words, if you don't feed them, they can eat you*") [2].

Das klingt nicht nur erschreckend, es hat auch schlimme Auswirkungen. Die Darmschleimhaut erfüllt eine wichtige Funktion, denn durch sie bleibt der Darminhalt zuverlässig im Darm und gelangt nicht nach außen. Mikroorganismen, die in unserem Darm zuhause sind, haben in unserem Blutkreislauf wirklich nichts zu suchen. Hier würden sie großen Schaden anrichten. Durch eine löchrige Darmwand, auch "Leaky Gut Syndrom" genannt, können jedoch Mikroorganismen aller Art, auch pathogene Keime, ins Blut gelangen. Nicht nur die Mikroorganismen selbst, auch deren Stoffwechselprodukte schlüpfen dann in ungewöhnlich hoher Anzahl durch die Darmschleimhaut, werden über den Blutkreislauf im ganzen Körper verteilt und können das Nervensystem schädigen.

Der Dünndarm ist ein weiterer Ort, an dem unsere Bakterien nicht willkommen sind. Wenn das Bakterienwachstum dort überhandnimmt, entsteht ein Problem namens "Bacterial Overgrowth", das zu schmerzhaften Blähungen des Dünndarms führen kann. Diese Fehlbesiedelung ist eines der vielen Symptome, die wahrscheinlich oft mit der sehr allgemeinen Diagnose "Reizdarm" etikettiert werden. Es gibt eine relativ harmlose Methode, die Dünndarmfehlbesiedelung zu entdecken. Der Arzt kann hierzu einen Atemtest durchführen, der Gewissheit verschafft. Die anschließende Behandlung ist allerdings etwas schwieriger und weniger harmlos. In den meisten Fällen wird eine Therapie mit Antibiotika verordnet.

Aus rein logischen Gesichtspunkten (und meiner persönlichen nicht-medizinischen Sicht) kann diese Antibiotikabehandlung die Gesamtsituation des Patienten eigentlich nur verschlechtern, auch wenn viele Ärzte offenbar anderer Meinung sind. Möglicherweise ist es im Moment zwar tatsächlich die einzige zur Verfügung stehende Methode, dem Patienten kurzfristig Linderung zu verschaffen. Allerdings besteht eine gewisse Wahrscheinlichkeit, dass die Darmprobleme des Patienten nach einiger Zeit wieder auftreten - im schlimmsten Fall sogar verstärkt, da nicht nur die illegalen Siedler im Dünndarm abgetötet werden, sondern auch ein großer Teil der für uns lebenswichtigen Bakterien im Dickdarm. Danach ist es Glückssache, ob zuerst die guten oder ein Heer von schlechten Mikroben die frei gewordenen Stellen besetzen.

Ein weiterer Grund für berechtigte Zweifel an der Antibiotika-Therapie: Die Fehlbesiedelung ist möglicherweise Symptom und Ursache gleichzeitig. Sie ist die Ursache für Blähungen, die den Patienten plagen, könnte aber gleichzeitig Symptom für ein ganz anderes Problem sein, wie zum Beispiel eine ungünstige Ernährung oder ein Problem mit der Bauhin-Klappe, die einen Rückfluss vom Dickdarm in den Dünndarm verhindert. Beides kann nicht durch die Einnahme von Antibiotika beseitigt werden.

Vor der Einnahme von Antibiotika lohnt es sich auf jeden Fall, zunächst andere Möglichkeiten in Betracht zu ziehen und auszuprobieren - wie zum Beispiel eine zeitlich begrenzte schonende Diät, ein bewussteres Essverhalten, längere Pausen zwischen den Mahlzeiten, viel leichte Bewegung und wenig Stress – also alles, was unser Mikrobiom schützt und nicht zusätzlich bläht, aber gleichzeitig das Nahrungsangebot der wilden Siedler im Dünndarm etwas reduziert und dem Darm die Chance gibt, sich selbst zu reinigen.

Das Mikrobiom als Hausmeister

Die Darmschleimhaut ist einer der wichtigsten Bausteine für unsere Gesundheit und Sitz der meisten Immunzellen. Sie besteht aus einem dichten Verbund von Epithelzellen, die man sich wie kleine Pflastersteinchen oder Bauklötzchen vorstellen kann, mit der darüber liegenden Schleimschicht. Letzteres klingt zwar glitschig und irgendwie eklig, sorgt aber zusammen mit dem Wall aus Epithelzellen dafür, dass der Inhalt des Darms eingekapselt ist und nicht in die Bauchhöhle oder in den

Blutkreislauf gelangen kann – außer durch kontrollierte Transformation in verwertbare Nährstoffe.

Hier kommen unsere Mikroben ins Spiel. Sie sind alles andere als nutzlos oder gar Parasiten. Bakterien besiedeln den Darm nicht nur, sondern pflegen auch ihre Wohngegend äußerst sorgsam. Nach einem ähnlichen Prinzip wie bei der Renovierung eines hölzernen Gartenhauses. Erst müssen alte und lose Teile vom Holz entfernt werden, dann kommt der neue Anstrich als Schutz vor der Witterung. Unsere Bakterien fressen die Darmschleimhaut, sorgen so für ein gesundes Peeling und regen die Entstehung neuer Zellen an. Gleichzeitig produzieren einige unserer Bakterien Fettsäuren, zum Beispiel Butansäure (Buttersäure). Diese erfüllt gleich mehrere wichtige Aufgaben. Sie dient den Zellen der Darmschleimhaut als wichtige Energiequelle, stärkt die Verbindungen zwischen den Epithelzellen (Tight Junctions) und wirkt Entzündungen entgegen.

Der Zusammenhang zwischen Entzündung, Buttersäure und Mikrobiom wurde in einer kleinen Studie zur Darmerkrankung Morbus-Crohn untersucht. Die Vielfalt verschiedener Bakterienarten war in der Mikrobiota der Patienten stark eingeschränkt. Der Anteil an Buttersäure im Darm ging ebenfalls mit dem Krankheitsgrad einher – je niedriger der Buttersäureanteil, desto schlimmer der Grad der Krankheit. Bei solchen Untersuchungen stellt sich grundsätzlich die Frage nach Ursache und Wirkung, vielleicht ist die Antwort aber auch gar nicht so wichtig für uns selbst. Es besteht eine Abhängigkeit, in dem Fall ein gegensätzlicher Verlauf von Entzündung und Bakterienvielfalt inklusive Buttersäure-Produktion. Was auch immer der Auslöser ist - der einzige Hebel, an dem wir sitzen, ist die Unterstützung der Mikroben. Auf alles andere haben wir keinen direkten Einfluss. Im Gegensatz zur Einnahme von künstlichen Entzündungshemmern ist die mikrobenfreundliche Ernährung eine Maßnahme, die mit Sicherheit keine schädlichen Nebenwirkungen zur Folge hat.

Die Mikrobengemeinschaft spendiert ihrem Menschen aber noch viel mehr. Pflanzenfasern, die in unserem Dickdarm ankommen, sorgen zwar für ein optimales Volumen des Stuhls, bringen uns ansonsten aber keine weiteren Vorteile mehr für den Menschen. Wenn da nicht unsere Freunde, die Bakterien, wären. Sie fressen diese Ballaststoffe nicht nur, sondern verstoffwechseln sie zu lebenswichtigen Vitaminen und Nährstoffen. Darin liegt wieder eine sehr interessante Erkenntnis. Unsere eigene Vitaminversorgung hängt nicht allein davon ab, wie viele Vitamine wir selbst mit der Nahrung aufnehmen, sondern auch von den Vitaminen, die unser Mikrobiom produziert.

Türsteher, Trainer und Platzbesetzer - Das Mikrobiom und unser Immunsystem

Unsere Gesundheit hängt zu einem sehr großen Teil von der Funktionsfähigkeit unseres Immunsystems ab. Wenn das Immunsystem verrücktspielt, zum Beispiel durch Unterreaktion oder Überreaktion, haben wir wirklich verloren. Entweder wehrt das Immunsystem schädliche Erreger einfach nicht ab, oder es greift hochaggressiv alles an, im schlimmsten Fall sogar unsere eigenen Zellen. Der beste Weg, um das Immunsystem in seiner normalen Funktion zu unterstützen, ist die Stärkung des Mikrobioms. Wir wissen spätestens jetzt, dass Bakterien Nahrungsreste fressen, die für uns unverdaulich sind, und dass auch aus der Bakterie "hinten" wieder etwas herauskommt. Es handelt sich dabei um Stoffwechselprodukte, wie zum Beispiel Buttersäure, im Fachjargon "Metaboliten" genannt. Das Zusammenspiel zwischen dem Immunsystem und den unzähligen Stoffen und Mikroorganismen, die sich in unserem Körper tummeln, ist absolut faszinierend. Deshalb sollten wir uns das unbedingt genauer ansehen.

Unser Immunsystem erfüllt eine sehr schwierige Aufgabe. Es ist unser persönlicher Türsteher und muss ohne Verzögerung und mit hundertprozentiger Sicherheit schädliche Eindringlinge erkennen und eliminieren. Im klassischen Ego-Shooter (wir bewegen uns jetzt in der Welt der Nerds) verliert man sein Leben sehr leicht im "friendly fire", wenn der eigene Mitspieler in der Hektik Freund und Feind nicht unterscheiden kann. Das darf unserem Immunsystem nicht passieren. Es muss absolut zielsicher zwischen gefährlichen Eindringlingen, freundlich gesinnten Bakterien und unseren eigenen Zellen unterscheiden. Jeder Fehler wirkt sich fatal auf unsere Gesundheit aus.

Ein Beispiel für solch einen Fehler des Immunsystems, auch Autoimmunerkrankung genannt, ist Typ-1-Diabetes. Bei dieser Krankheit greift das eigene Immunsystem die insulinproduzierenden Zellen der Bauchspeicheldrüse an. Damit solche peinlichen und folgenschweren Fehler nicht passieren, muss das Immunsystem perfekt trainiert werden. Dieses Training findet im Darm statt. Warum ausgerechnet im Darm, und wie funktioniert so ein Training?

Für ein gutes Training braucht man in der Regel ausreichend Platz. Diesen gewährleistet die gewaltige Größe des Darms, die durch einen kleinen, aber sehr coolen Trick der Natur zustande kommt. Wir kennen den Darm als einen langen Schlauch, der sich irgendwie durch unseren Bauchraum windet, und das relativ unspektakulär. Oder auch als natürliche Verpackung von Würstchen (irgendwie brrrrrrr). Doch durch eine geschickte Kombination aus Falten und feinsten Verästelungen ist die tatsächliche Oberfläche des Darms gewaltig. Sie soll auseinandergefaltet ungefähr 400 bis 500 Quadratmeter betragen. Die Haut kommt dagegen nur auf mickrige 1,7 Quadratmeter im Durchschnitt. Ganz schön beeindruckend - leider konnte ich bisher noch nicht persönlich nachmessen, um den Wahrheitsgehalt der 400 Quadratmeter-Aussage zu bestätigen. Also glauben wir es erst einmal ungeprüft.

Der Darm hat aber nicht einfach nur eine große Oberfläche und liegt faul in unserem Bauch herum. Der entscheidende Punkt ist: Der Darm ist tatsächlich unsere größte Kontaktfläche zur Außenwelt, auch wenn es absurd klingt. Denn alles, was wir im Leben so verschlucken, landet im Darm – es sei denn, es geht nach einer durchzechten Nacht einmal in die entgegengesetzte Richtung, aber lassen wir das... Über Essen und Trinken bringen wir die Außenwelt also sozusagen in den Darm. Deshalb sitzt sinnvollerweise ein sehr großer Anteil unserer Immunzellen direkt in der Darmschleimhaut (die angegebenen Zahlen variieren zwischen 30 und 80 Prozent – vielleicht sollte mal jemand etwas genauer nachzählen). Diese Immunzellen werden automatisch mit allem konfrontiert, was von uns aufgenommen wurde. Dazu gehören nicht nur Nährstoffe, sondern auch ein bunter Mix aus nützlichen Bakterien, schädlichen Krankheitserregern und allergenen Stoffen.

Aus diesem Grund ist der Darm auch der perfekte Ort, an dem die lebenswichtige Ausbildung unserer Immunzellen stattfinden kann. Hier werden sie auf ihre spätere Funktion vorbereitet, mit unseren guten Mikroben als Sparringspartner und Trainer. Die Zellen werden nur dann in den Blutkreislauf entlassen, wenn sie ihr Training absolut fehlerlos absolviert haben. Dieses Training ist allerdings eines der härtesten der Welt, es gibt hier keine Gnade und keine zweite Chance. Ein kleiner Fehler der Immunzelle führt unweigerlich zu ihrer Vernichtung. Im Hinblick darauf sind wir vielleicht doch ganz froh über unsere eigene Jobwahl. Reagiert die Immunzelle dagegen korrekt, besteht sie das Training. Sie identifiziert einen bestimmten Bestandteil des Nahrungsbreis als schädlich, zum Beispiel Listerien oder Salmonellen. Daraufhin beginnt sie mit der Bildung von Abwehrstoffen, um den Eindringling unschädlich zu machen. Immunzellen, die auf diese Weise aktiviert wurden, werden nun über die Darmschleimhaut in die Blutbahn abgegeben und breiten sich im ganzen Körper aus, wo sie weiterhin Antikörper gegen den Schadstoff bilden, der auf ihrer persönlichen

Blacklist steht. Beim Training sind aber noch weitere Teilnehmer mit von der Partie, und zwar unsere Bakterienfreunde.

Was Joachim Löw für die deutsche Fußballnationalmannschaft ist, ist unser Mikrobiom für das Immunsystem. Es hat nicht nur die Funktion des Trainers inne, sondern ist gleichzeitig auch Chef-Stratege. Das Mikrobiom bestimmt, welche Art von Immunzellen gebildet wird und wie aggressiv oder relaxt diese auf Eindringlinge reagieren. Selbst die Entstehung unserer Blutgruppe geht von unserem Mikrobiom aus. In "Darm mit Charme" gibt es einen sehr spannenden Absatz darüber. Einem Neugeborenen, das noch keine nennenswerte Darmflora und kein ausgereiftes Immunsystem besitzt, könnte theoretisch jede Blutgruppe verabreicht werden. Erst bei voll ausgebildetem Mikrobiom lernen die Immunzellen, fremde Blutgruppen als feindlich zu betrachten.

Damit sind die Multitasking-Fähigkeiten unseres Mikrobioms aber noch nicht ausgereizt. Neben seinen Aufgaben als Türsteher, Trainer uns Stratege ist es auch noch erfolgreicher Platzbesetzer. Allein durch das "Platz besetzen" im Darm wehren unsere nützlichen Bakterien bereits unerwünschte Eindringlinge ab, die das Bad in der Magensäure überlebt haben. Wenn das Fußballstadion zu einhundert Prozent mit friedlichen Fans besetzt ist, gibt es für Hooligans eben keine Eintrittskarten mehr. Auch die verfügbaren Nährstoffe werden vom Mikrobiom aufgenommen, so dass den wenigen Überlebenden unter den Invasoren keine Nahrung mehr zur Verfügung steht. Um ganz sicher zu gehen, bilden unsere Bakterien zusätzlich noch Stoffe, welche diese Krankheitserreger unschädlich machen. Sozusagen eine sehr wirksame Kombination aus: Alle Eintrittskarten aufkaufen, das ganze Bier wegtrinken, und im Zweifelsfall noch ein Fläschchen mit Tränengas zücken.

Diversity und Dysbiose im Reich der Mikroben

Diversität (Vielfältigkeit) ist nicht nur in Firmen, die sich um ein breiteres Spektrum an Mitarbeitern bemühen, ein geflügeltes Wort. Sie ist auch das Hauptkriterium eines gesunden und stabilen Mikrobioms. Nicht die Menge allein, sondern vor allem die Zusammensetzung aus möglichst vielen unterschiedlichen Arten macht unser Mikrobiom flexibel und robust. Wenn Multikulti irgendwo sinnvoll ist, dann in unserem Darm. Je mehr verschiedene Bakterienarten er beherbergt, desto besser können diese sich gegenseitig ergänzen und sind dadurch zu ganz anderen Leistungen fähig als ein einsames und sehr heterogenes Grüppchen allein.

Wir Bewohner der modernen westlichen Welt haben jedoch ein gewaltiges Problem: Die Diversität unseres Mikrobioms hat offenbar im Lauf der letzten Jahrzehnte stark abgenommen. Die Mikrobiota von Naturvölkern oder Menschen in Entwicklungsländern sieht dagegen ganz anders aus. Hier sind arm und reich ganz klar vertauscht - zumindest in dieser Hinsicht gibt es tatsächlich ein wenig Gerechtigkeit auf der Welt. Diese Menschen haben natürlich ganz andere Probleme, die wir uns wirklich nicht wünschen würden, aber in Punkto „Diversität des Mikrobioms" sind sie uns derzeit weit überlegen. Würden wir bei einem kleinen Stamm im Regenwald oder in Burkina Faso leben, hätten wir zwar keinen glänzenden Audi oder BMW in der Garage stehen, allerdings müssten wir uns vermutlich keine Sorgen um Allergien, Adipositas, Karies, Diabetes oder Herzkrankheiten machen. Das ist seltsam, denn eigentlich sind wir doch überzeugt, ein wesentlich gesünderes Leben zu führen als die Menschen in der dritten Welt. Wir müssen niemals Hunger leiden, und die hygienischen Zustände sind nicht mit denen in Entwicklungsländern vergleichbar. Womit haben wir uns also diese Armada an Zivilisationskrankheiten und das geschwächte Mikrobiom eingehandelt?

Zusammenfassend lässt sich unser westlicher Lebensstil als Hauptschuldiger identifizieren. Faserarme Nahrung, der viel zu häufige Einsatz von Antibiotika und ein annähernd steriles Leben, beginnend mit der Geburt per Kaiserschnitt, haben unser Mikrobiom im letzten Jahrhundert zunehmend geschwächt. Das Lebenswerk von bedeutenden Wissenschaftlern wie Alexander Fleming und Robert Koch konnte den Menschen schreckliches Leid und tödliche Krankheiten ersparen, allerdings führte es gleichzeitig zum Schwinden des Mikrobioms.

Diversität und Mikrobenarmut sind außerdem erblich. Das Mikrobiom der Mutter überträgt sich bei der Geburt auf ihr Neugeborenes. Das erklärt ebenfalls die fatale Abwärtsspirale. Wir dezimieren unser eigenes Mikrobiom und geben es direkt an unsere Nachkommen weiter, die es wiederum dezimieren und an ihre eigenen Kinder weiterreichen. Vielen dieser Kinder werden außerdem schon vor dem dritten Lebensjahr ihre ersten

Antibiotika verabreicht, genau in der Zeit, in der das Mikrobiom und das Immunsystem entstehen.

Für ein stark reduziertes oder gestörtes Mikrobiom hat sich der Begriff „intestinale Dysbiose" eingebürgert. Wobei die Definition eher schwierig ist, denn bisher ist noch gar nicht einwandfrei klar, wie ein perfektes Mikrobiom überhaupt auszusehen hat und ab wann genau eine Dysbiose vorliegt. Auch die Ursachen sind schwer festzustellen. Der allgemeine Bakterienschwund in der westlichen Welt und seine mutmaßlichen Auslöser sind bekannt. Davon abgesehen kann die Mikrobiomforschung auf dem derzeitigen Stand noch nicht hundertprozentig sagen, unter welchen Umständen im Einzelfall ein instabiler Zustand entsteht oder wie er sich gezielt verhindern lässt. Der Mensch ist eben keine Maschine - der eine ist Kettenraucher und wird hundert Jahre alt, der andere achtet immer auf eine gesunde Lebensweise und steht trotzdem eines schrecklichen Tages mit der Krebsdiagnose da.

Ein möglicher Auslöser der Dysbiose sind mehrere aufeinanderfolgende Darmerkrankungen, ganz besonders im Zusammenhang mit Antibiotikabehandlungen als "Heilmittel". Die antibiotikaassoziierte Kolitis tritt zum Beispiel auf, wenn die Bakterienvielfalt durch Breitbandantibiotika dezimiert wurde und die freien Plätze im Darm von Clostridium Diffizile, einem Krankheitserreger, besetzt werden.

Weitere Faktoren, die erwiesenermaßen Einfluss auf unsere Mikrobengemeinschaft haben, sind Stress und psychische Belastungen. Auch in der Beziehung sind wir ärmer als die Menschen in Entwicklungsländern, denn wir müssen von Jahr zu Jahr immer mehr leisten und rund um die Uhr perfekt funktionieren. In den Industrieländern lebt und arbeitet eine gewaltige Horde kleiner Hamster, die in ihrem Rad brav Vollgas geben, bis der Herzinfarkt sie erlöst. Wir gehen auch schwer erkältet noch zur Arbeit, um keine Schwäche zu zeigen, und erst der Burnout oder Herzinfarkt zwingt uns, einen Gang herunterzuschalten – woraufhin wir im Zweifelsfall einfach durch den nächsten noch gut funktionierenden Menschen ersetzt werden. Doch damit nicht genug, wir geben der Industrie das erwirtschaftete Geld postwendend wieder zurück. Zum Beispiel dann, wenn wir aus Zeitmangel wieder einmal zum Fertigprodukt greifen, anstatt frisch zu kochen und echte Lebensmittel zu essen. Diese industriell gefertigten Produkte sind ein Alptraum für unser Mikrobiom. Sie enthalten reichlich mikrobenschädliche Stoffe wie Emulgatoren und Süßstoffe, aber kaum Ballaststoffe. Damit tragen sie ebenfalls zur schleichenden Vernichtung unserer Mikrobenfreunde bei.

Die Folgen von reduzierter Vielfalt und Dysbiose sind verheerend. Mit beidem werden seit der Entdeckung des Mikrobioms immer mehr weitverbreitete Krankheiten in Verbindung gebracht. Die Bandbreite reicht von allgemeinen Stoffwechselstörungen bis hin zu schweren psychischen Erkrankungen und Autoimmunerkrankungen, zu denen auch chronisch-entzündliche Darmkrankheiten zählen. Von Autoimmunerkrankungen sind sehr häufig bereits Kinder betroffen. Neben Herz-Kreislauferkrankungen und Krebs sind sie eines der größten Probleme unserer Zeit und schränken die Lebensqualität der bedauernswerten Patienten stark ein. Die fein aufeinander abgestimmten Mechanismen der Entstehung und Ausbildung von Immunzellen scheinen bei immer mehr Menschen nicht mehr zu funktionieren. Auch Parkinson, Alzheimer und Depressionen gehen Hand in Hand mit einem stark reduzierten Mikrobiom, obwohl sich der Zusammenhang nicht sofort erschließt. Die offene Frage ist lediglich die Frage nach Ursache und Wirkung – was war zuerst da, die dezimierte Mikrobengemeinschaft oder die Krankheit?

Bakterien-Mensch-Networking

Unsere Darmbakterien sind echte Superhelden: Sie tauschen untereinander Gene, produzieren Botenstoffe und Vitamine und beeinflussen wahrscheinlich sogar menschliche Emotionen. Umgekehrt hat das seelische Wohlbefinden des Menschen auch eine Auswirkung auf seine Bakterien. Besonders der allgegenwärtige Stress in der westlichen Welt ist nicht nur für den Menschen, sondern auch für seine Mikrobenfreunde äußerst schädlich.

Bauchgefühl

Obwohl es noch viele Unbekannte gibt, sind einige Thesen schon relativ gut belegt. Die Bakterien in unserem Darm kommunizieren nicht nur fleißig miteinander, sondern senden auch Botenstoffe direkt an unser Gehirn - und das ganz ohne WhatsApp. Somit ist es mehr als wahrscheinlich, dass sie auf sehr direktem Weg unsere Emotionen und vielleicht sogar unsere Handlungsweisen beeinflussen können, was einigermaßen erschreckend ist. Immerhin glauben wir fest daran, als Mensch eine Art freien Willen zu haben. Auch wenn dieser sich meistens ziemlich schnell verflüchtigt, wenn wir am Schokoladenregal vorbeikommen. Unsere Bakterien können aber noch viel mehr, wie echte Superhelden. Sie sind tatsächlich in der Lage, ihre Gene untereinander zu tauschen. Und das nicht durch Paarung und Weitergabe an die Nachkommen, sondern eher nach dem Motto „Kannst du Holz brauchen? Ich hätte dafür etwas Wolle für dich" (für alle Freunde des Brettspiels „Die Siedler von Catan").

Die drei Parteien Gehirn, Darm und Mikrobiom sind ziemlich geschwätzig und tauschen untereinander fortwährend Informationen aus. Wenn dieses Networking nicht einwandfrei funktioniert, hat das schädliche Auswirkungen auf unsere gesamte Psyche und die damit verbundene physische Gesundheit. Wir alle kennen und verwenden Phrasen wie "aus dem Bauch heraus entscheiden" oder "Ich habe kein gutes Gefühl im Bauch", ohne weiter darüber nachzudenken. Was uns im Unterbewusstsein schon lange klar war, kann nun im Rahmen der Mikrobiomforschung tatsächlich bewiesen werden: Das Traumpaar Mikrobiom und Darm haben einen gewaltigen Einfluss auf unser Denken und unsere Emotionen. Deshalb beschränkt sich die Mikrobiom-Anti-Diät nicht allein auf unser Essverhalten, sondern schließt auch den Faktor Stressreduzierung ein.

Chat zwischen Darm und Gehirn

Das Gehirn ist die Schaltzentrale für unser Denken und Handeln und ermöglicht Emotionen und unser kognitives Bewusstsein. Es steuert den gesamten Körper und seine Funktonen mit Hilfe von Befehlen, die über ein komplexes System aus Milliarden von Nervenzellen weitergeleitet werden. Dementsprechend sind wir zu Recht besonders stolz auf seine herausragenden Leistungen. Die Funktion des Gehirns kann heutzutage recht anschaulich mit Hilfe der Tomographie beobachtet werden. Nicht nur der Mensch ist heutzutage gläsern, auch sein Gehirn kann nur noch wenige Geheimnisse vor der Öffentlichkeit verbergen. Ärzte können zum Beispiel an der Aktivität der einzelnen Gehirnareale ablesen, ob ihr Patient glücklich ist oder Angst hat.

Das Gehirn übernimmt all diese Aufgaben jedoch nicht allein, sondern es kommuniziert auf verschiedene Arten mit dem Darm. Der Vagusnerv ist die Direktverbindung zwischen beiden Organen und ermöglicht den Transport von Neurotransmittern und anderen Botenstoffen. Darm und Gehirn kommunizieren aber gleichzeitig auch „wireless" über Hormone und

Entzündungsmoleküle. In der Vergangenheit nahm man an, diese Kommunikation würde eher einseitig verlaufen – Gehirn an Darm. Mittlerweile ist jedoch bekannt, dass auch eine riesige Menge an Informationen vom Darm zum Gehirn gesendet wird.

Der Darm wurde lange Zeit unterschätzt, als ein Organ mit simplen, mechanischen Funktionen. Das hat sich in den letzten Jahren rapide geändert. Der Darm ist tatsächlich eine Art kleiner Bruder des Gehirns. Er besitzt ein eigenständiges Nervensystem mit ungefähr der gleichen Menge Nervenzellen wie das Rückenmark, das enterische Nervensystem. Alle Funktionen rund um die Verdauung erledigt der Darm vollkommen autark. Im Normalfall wird er dabei vom Gehirn nur leicht reguliert, es sendet ungefähr zehn Prozent der Signale an den Darm. Dieser ist aber seinerseits sehr geschwätzig und lässt das Gehirn ständig wissen, was er so macht und wie es ihm gerade geht. Deshalb fließen neunzig Prozent der Informationen vom Darm zum Gehirn. Unser Gehirn nimmt diese Informationen auf und verarbeitet sie, ohne dass uns das jemals bewusst würde - außer in ganz speziellen Situationen.

Der Darm sendet zum Beispiel Signale wie "Übelkeit" an das Gehirn. Das Gehirn nutzt seinerseits zur Verarbeitung von so vielen Informationen eine geschickte Methode. Es prägt sich wiederkehrende Situationen ein und ist daher in der Lage, schneller auf sie zu reagieren. Eine Raubkopie dieses Designs wird in der Informatik angewendet und heißt dort „Künstliches Neuronales Netz (KNN)". Man kann sich das Ganze in etwa so vorstellen wie Trampelpfade auf einer Wiese. Je öfter man den gleichen Weg benutzt, desto leichter findet man ihn wieder, und desto schneller kommt man vorwärts. Dieses Einprägen erklärt, warum uns nach einer langen Nacht, deren unerfreuliches Ende mit großen Mengen von Alkohol zu tun hat, für eine längere Zeit schon beim bloßen Anblick oder dem Geruch von Alkohol graut, und wir ihn dann lieber meiden. An diesem Beispiel aus dem Alltag lässt sich schon ziemlich gut erkennen, wie stark die Kommunikation aus dem Darm tatsächlich unser Handeln beeinflussen kann.

Das Prinzip gilt aber nicht nur für schlechte Erfahrungen. Wahrscheinlich kommt auch ein großer Teil unserer Wohlfühlmomente aus dem Bauch. Ob es uns gut geht oder nicht, hängt von einer gewaltigen Menge an Informationen ab, die in jeder Sekunde unseres Lebens durch den Körper geschickt werden. Diese Informationen werden in Form von Signalstoffen, wie zum Beispiel Hormonen, verbreitet. So ein Hormon ist wie ein kleines Memo, es wird zum Beispiel von der Schilddrüse erzeugt und mit seiner Nachricht losgeschickt. Die Nachricht kann nur dort ankommen, wo ein passender Rezeptor vorhanden ist, das ist die Andockstelle. Das kann gleich nebenan sein, wie wenn sich Kinder in der Schule kleine Zettelchen zustecken. Oder auch sehr weit weg, dann muss die Botschaft im Blutkreislauf bis zur Landebahn schwimmen.

Die bekannten, hormonerzeugenden Organe sind aber nicht die einzigen, die hier fleißig twittern. Tatsächlich befindet sich die größte Ansammlung hormonausschüttender Zellen im Darm. Die gewaltige Menge dieser endokrinen Zellen (Zellen, die Hormone in den Blutkreislauf abgeben), ist größer als die aller anderen endokrinen Organe zusammen [3]. Der Darm ist also in der Lage, Nachrichten ans Gehirn oder auch an den restlichen Körper zu schicken. Gleichzeitig ist der Darm der Speicherort für über 90 Prozent des Wohlfühl-Hormons Serotonin. Darmbakterien wie Bifidobacterium infantis bilden Tryptophan und steuern diese Basiskomponente zur Bildung von Serotonin bei. Im Gehirn steuert das Hormon das Verhalten des Menschen und seine Emotionen, im Darm stimuliert es die Muskulatur. Erstaunlicherweise sitzen im Darm auch Geschmacks- und Geruchssensoren, und zwar hauptsächlich direkt auf den endokrinen Zellen [4]. Vielleicht genießen wir unser Essen also nicht nur über die Zunge, sondern auch über unseren Darm. Es ist also mittlerweile keine leere Phrase mehr, wenn wir vom Bauchgefühl sprechen. Heutzutage ist wissenschaftlich belegt, dass der Darm einen Einfluss auf unsere Emotionen hat – und umgekehrt.

Darmerkrankungen und Stress

Stress ist einer der schlimmsten Risikofaktoren der heutigen Zeit, und gleichzeitig einer, dem wir kaum entgehen können. Obwohl die mühsamsten Arbeiten der Vergangenheit längst automatisiert sind oder mit Hilfe von Maschinen in einem Bruchteil der Zeit erledigt werden können, verbringen wir einen Großteil unseres Lebens im Job. In einem Job, der uns zwar ein angenehmes Leben ermöglicht, aber nur wenige Glückliche wirklich erfüllt.

Auch die Zeit der Arbeitsteilung innerhalb der Familie ist vorbei. Mit Schlagworten wie Emanzipation und Selbstverwirklichung wurden Millionen von Frauen dazu gebracht, ihr Glück im Arbeitsleben zu suchen und sich der Doppelbelastung von Beruf und Familie auszusetzen. Ob wir das wirklich in unserem tiefsten Inneren wollen oder ob wir nur manipuliert wurden, um gleichermaßen Wirtschaft und Konsum anzuheizen, werden wir wohl niemals erfahren. Die Frauen in der westlichen Welt haben sich mit dieser Veränderung mehr Selbständigkeit und höheres Ansehen erkämpft, beide Partner bezahlen aber mit einem chronisch hohen Stresspegel dafür.

Wenn schon der Job mehr Stress als Glücksgefühle mit sich bringt, möchten wir natürlich wenigstens in unserer Freizeit das Leben so richtig genießen. Zu diesem Zweck packen wir so viel Spaß und Aktivitäten wie möglich in den viel zu kurzen Feierabend und das mickrige Wochenende, das wir uns mit fünf Tagen Arbeit verdient haben. Immer haben wir gerade etwas vor, sind voll eingespannt und haben keine Zeit für uns selbst oder um einfach einen langen Spaziergang zu machen, ohne auf die Uhr zu schauen. Immer gibt es etwas zu kaufen, das wir unbedingt haben müssen, oder etwas zu tun, das man einfach mal gemacht haben muss – natürlich nicht ohne tagelange Recherchen, um auch wirklich die beste Alternative zu wählen. Das ist perfekt für die Wirtschaft, aber ganz schlecht für uns – und für unsere Mikroben.

Möglicherweise werden die Weichen für unsere Stressanfälligkeit bereits sehr früh im Leben gestellt. Professor Emeran Mayer beschäftigt sich diesbezüglich mit der Wirkung frühkindlicher Erfahrungen auf den Dialog zwischen Darm und Gehirn [5]. Die generelle Anfälligkeit für psychische Störungen wird uns bereits vom Zeitpunkt der Empfängnis bis zum achtzehnten Lebensjahr mitgegeben. Wer eine glückliche Kindheit ohne Traumata hatte, ist sehr wahrscheinlich auch im späteren Leben ein relativ glücklicher Mensch. Das konnte sowohl im Versuch mit Ratten als auch in Studien mit menschlichen Probanden nachgewiesen werden. Versuchspersonen, die vor ihrem achtzehnten Lebensjahr traumatische Erlebnisse hatten, wie zum Beispiel verbale oder physische Misshandlungen, eine Scheidung der Eltern oder den Verlust einer Bezugsperson, hatten eine Gemeinsamkeit, und zwar eine sichtbare Veränderung des Salienz-Netzwerks. Dieses Netzwerk ist ein Teil des Gehirns und entscheidet, wie stark wir mögliche Risiken und Gefahren einer Entscheidung oder die Bedeutung einer Emotion bewerten. Die Testpersonen waren aufgrund ihrer veränderten Gehirnstruktur als Erwachsene risikoscheuer und ängstlicher, also insgesamt pessimistischer als Menschen, die eine glückliche Kindheit hatten.

Die Natur hat dies möglicherweise so eingerichtet, damit Lebewesen, die immer wieder lebensgefährlichen Situationen ausgesetzt sind, damit besonders gut zurechtkommen. Unser Problem beginnt mit dem chronischen Stress der Moderne, den unser Körper als "ständige Gefahr" interpretiert, obwohl wir eigentlich keiner physischen Gefahr ausgesetzt sind.

Jetzt schwenken wir die Kamera, weg vom Gehirn und hin zum Darm, und dann gehen wir zur Weitwinkeleinstellung über und betrachten beides.

Unter normalen Umständen werkelt der Darm gemütlich und autark vor sich hin und das Gehirn lässt ihn weitgehend in Ruhe. Aber in Notsituationen schiebt der große Bruder den kleinen Bruder beiseite und übernimmt die Kontrolle. Das Gehirn befiehlt Magen und Darm zum Beispiel, sich schneller zu entleeren, gern auch in beide Richtungen gleichzeitig, wenn es die Situation erfordert. Angst und Stress sind solche Notsituationen, auch wenn sie selten lebensbedrohlich sind. Mit Stress assoziieren wir in der Regel zu viel Arbeit oder unerfreuliche Situationen, doch auch eine Entzündung oder Verletzung, Schmerzen, schlechter Schlaf und sogar die Menstruation sind Stressoren, die eine beschleunigte Verdauung verursachen können.

Das ist vollkommen in Ordnung, solange diese Notsituationen sich auf wenige Augenblicke oder kurze Phasen in unserem Leben beschränken. Wenn wir aber chronisch gestresst sind, wird das nicht nur für unser Herz-Kreislauf-System zum Problem. Wenn unser Chef ab und zu vorbeikommt, um uns einen neuen Auftrag zu geben oder nachzufragen, was wir gerade so tun, ist das kein Thema. Steht der Chef aber den ganzen Tag hinter uns, gibt uns minütlich neue Aufträge und überwacht uns permanent, sind wir nicht mehr in der Lage, unseren Job ordentlich auszuführen. Vermutlich geht es dem Darm ähnlich, wenn sein Besitzer unter Dauerstress steht.

Eine große Anzahl an Menschen leidet heutzutage an Darmproblemen. Wenn es sich dabei nicht gerade um eine Krankheit mit mess- oder sichtbaren Symptomen, wie zum Beispiel Entzündungen im Darm, handelt, sind Arzt und Patient in der Regel gleichermaßen ratlos. Die Diagnose lautet dann vielleicht „Reizdarmsymptom". Beim Reizdarmsyndrom (RDS) verursacht eine ganz normale Verdauungstätigkeit peinliche und meist schmerzhafte Blähungen oder Krämpfe. Der Darm von RDS-Patienten reagiert also vollkommen unangemessen empfindlich auf gewöhnliche Reize. Ähnlich verhält sich das Gehirn bei entsprechend vorbelasteten Menschen. Psychische Krankheiten und Traumata erzeugen eine übersensible Reaktion auf Stresssituationen, die von anderen Menschen ganz locker weggesteckt werden.

Genau das ist eine sehr interessante Erkenntnis. Ein ganz ähnlicher Effekt, nämlich die übersensible Reaktion auf normale Reize, ist also gleichzeitig auf beiden Seiten der Darm-Hirn-Achse nachweisbar. Psychische Störungen wie Überängstlichkeit oder Depressionen gehen bei den Patienten oft mit dem Reizdarmsyndrom (RDS) einher. Die starke Verbindung zwischen Gehirn und Darm über den Vagusnerv und Signalstoffe erklärt diesen Zusammenhang nur teilweise. Es kommt aber noch eine dritte Komponente hinzu, die eine ganz spezielle Verbindung zwischen Darm und Gehirn herstellt.

Gehirn, Darm und Mikrobiom - eine Menage a Trois

Die jüngste Forschung beschränkt sich nicht allein auf Störungen der Darm-Hirn-Achse. Stattdessen bezieht sie auch das Mikrobiom ein. Das Mikrobiom füllt die Lücke zwischen beiden Arten von Problemen, psychologischen Störungen und Erkrankungen des Darms. Die Wissenschaft arbeitet nun mit Feuereifer daran, die Zusammenhänge besser zu verstehen. Die Stuhltransplantation ist eine der angewendeten Methoden. Sie zeigt am deutlichsten die direkte Auswirkung des Mikrobioms und seiner Metaboliten. Nicht nur die Figur oder die Gesundheit, sondern auch die Wesensart (ich kann an dieser Stelle gar nicht genug Ausrufezeichen einsetzen) von Mäusen kann per Stuhltransplantation auf Mäuse ohne eigenes Mikrobiom (Gnotobioten) übertragen werden. Das Mikrobiom von ängstlichen Mäusen macht aus Gnotobioten ebenfalls ängstliche Mäuse.

Das Stresshormon Noradrenalin ist ein weiteres gutes Beispiel für solche Zusammenhänge zwischen Gehirn, Darm und Mikrobiom. Es erhöht nicht nur den Blutdruck, sondern gelangt auch in den Darm, wo es direkt mit unseren Bakterienfreunden kommunizieren kann. Während unsere guten Bakterien leider auf Kriegsfuß mit Noradrenalin stehen, kommen schädliche Bakterien anscheinend gut mit diesem Hormon zurecht. Ihr Wachstum wird angeregt, und sie können mit dieser neu hinzugewonnenen Übermacht schwere Darmentzündungen verursachen [6]. Im Versuch mit den Gnotobioten beeinflusst das Mikrobiom Emotionen, während in diesem Beispiel Emotionen eine Auswirkung auf das Mikrobiom haben.

Die Erforschung dieser Wechselwirkungen ist mehr als interessant, deshalb zielen Studien auch darauf ab, Ursache und Wirkung zu erkennen, wie auch die beschriebene Studie zu den Folgen einer unglücklichen Kindheit. In dieser Studie hatten trotz Traumata in der Kindheit nicht alle Patienten Darmprobleme, sondern nur gut die Hälfte. Die unglückliche Kindheit muss also nicht zwangsläufig zum Reizdarmsyndrom führen, ist aber als Risikofaktor einzustufen.

Allerdings beeinflusst Stress das Mikrobiom zusätzlich negativ. Stress und Gefahr sorgen dafür, dass der Darm seinen Inhalt möglichst schnell loswerden möchte. Durchfall und eine höhere Ausschüttung von Verdauungssäften sind die Folge. Durchfall ist für unsere Darmbakterien so katastrophal wie ein Tsunami. Die Umgebung unseres Mikrobioms ändert sich schlagartig. Dieser Tsunami wirkt sich ganz besonders schädlich auf die für uns nützlichen Lactobazillen aus. Die freundlichen Platzbesetzer werden weggeschwemmt und machen Platz für Krankheitserreger, welche durch Stresshormone auch noch zu höherer Aggressivität angestachelt werden [5]. Entzündliche Darmerkrankungen können die Folge sein.

Das veränderte Mikrobiom spricht nun wieder mit dem Gehirn und ist möglicherweise für das Auftreten von psychischen Störungen verantwortlich. Und so schließt sich der Kreis. Stress macht den Darm empfindlicher für Reize, der Darm schädigt daraufhin das Mikrobiom, und das Mikrobiom gibt seine Bedrängnis an das Gehirn weiter und löst dort Depressionen oder andere Störungen aus.

In Versuchen mit Ratten und Mäusen konnte deren Stressanfälligkeit und Ängstlichkeit durch die Zufuhr von Probiotika verringert werden. Es gibt auch einige kleinere Studien mit Menschen, die eine positive Auswirkung von Probiotika aus einfachem Joghurt auf die Psyche nachweisen konnten. Größere Studien fehlen allerdings bisher noch. Sollte es sie jemals geben (und das wird es bestimmt), werden diese Studien vermutlich nicht auf die Empfehlung abzielen, sich mikrobiomfreundlich zu ernähren, sondern eher auf den äußerst lukrativen Verkauf von Probiotika aus dem online-Shop. Wir müssen aber nicht auf diese Studien und die Produkte, die dabei herauskommen, warten. Denn eines kann man ganz sicher von der mikrobenfreundlichen Ernährung sagen, und zwar ganz pragmatisch: Egal ob ihre Wirkung in Studien nachgewiesen wurde oder nicht, sie wurde in mehreren Millionen Jahren erprobt und kann auf keinen Fall schaden. Ganz im Gegensatz zu der industriellen Nahrung, die heutzutage so weit verbreitet ist.

Depressionen aus dem Darm

Das Bundesgesundheitsministerium schreibt zum Thema Depression:

"Depressive Störungen gehören zu den häufigsten und hinsichtlich ihrer Schwere am meisten unterschätzten Erkrankungen. Schätzungen zufolge leiden weltweit inzwischen circa 350 Millionen Menschen unter einer Depression. Bis zum Jahr 2020 werden Depressionen oder affektive Störungen laut Weltgesundheitsorganisation weltweit die zweithäufigste Volkskrankheit sein." [7]

Glücksforscher machen hauptsächlich unsere Gene dafür verantwortlich, ob wir von Natur aus eher glücklich und optimistisch sind oder nicht. Mit mindestens 50 Prozent sollen die geerbten Gene an unserem persönlichen Glück beteiligt sein. Man könnte also sagen: Pessimistische Eltern zeugen automatisch weitere kleine Pessimisten mit ähnlichen Verhaltensweisen und Eigenschaften. Der Rest wird von Lebensumständen und eigener Einstellung bestimmt. Wie schaffen die Gene es, uns glücklich oder unglücklich zu machen? Gene "tun" eigentlich nichts, sie sind nur das Äquivalent zur IKEA-Montageanleitung. Das Gen sagt unserem Körper, was er tun soll. Manche dieser Gene steuern die Aufnahme von Serotonin und damit die Menge von "freiem" Serotonin im Blut. Serotoninmangel geht mit Depression einher. Die Dänen scheinen zum Beispiel ein besonders glückliches Volk zu sein und nachweislich Gene zu besitzen, die einen hohen Serotoninspiegel fördern [8]. Wenn dieser Serotoninspiegel, genetisch oder anders bedingt, sehr niedrig ist, und eine Depression das Leben schwer macht, können Arzt und Apotheker helfen. Eines der wirksamsten chemischen Mittel zur Stimmungsaufhellung sind Serotonin-Wiederaufnahmehemmer. Diese Medikamente erhöhen die Menge an Scrotonin im Blutkrcislauf.

Zusammenfassend gibt es zwei Stellschrauben, die eine Auswirkung auf Depressionen haben, die Serotonin-Speicherfähigkeit, beziehungsweise Verfügbarkeit im Blut, und die Bauvorschriften unserer Gene. Gehen wir in dem Zusammenhang wieder zurück zu unserer Mikrobiota. Serotonin und Gene sind für unser Glück zuständig. Da über 90 Prozent des Serotonins im

Darm gespeichert wird, ist es mehr als wahrscheinlich, dass der Darm und unser Mikrobiom eine große Rolle spielen, wenn es um Depressionen geht – und umgekehrt. Auch die meisten Gene in unserem Körper stammen nicht von uns selbst, sondern vom Mikrobiom. Verschiedene Menschen unterscheiden sich gar nicht so sehr in ihren eigenen Genen, deren Mikrobiome aber durchaus. Es drängt sich der Verdacht auf, dass unsere Mikroben eine weitaus größere Rolle für Emotionen, Glücksgefühle, Depressionen oder psychologische Störungen spielen als wir bisher gedacht haben. Die mikrobenfreundliche Ernährung hat das Potenzial, unsere Lebensqualität durch ein gestärktes Immunsystem, aber auch durch ein positiveres Bündel an Emotionen zu stärken.

Schnelle Heilung - leicht gemacht?

Der Körper kann sich sehr gut selbst heilen, wenn wir ihn dabei etwas unterstützen. Das Mikrobiom ist ein wichtiger Baustein dieser Unterstützung, der uns freundlicherweise ganz kostenlos zur Verfügung steht. Allerdings ist da noch diese eine kostbare Zutat, die wir eigentlich nie im Haus haben: Zeit...

Selbsthilfe durch Shopping

Die 30-Tage-Anti-Diät vermittelt eine Vorstellung davon, wie eine mikrobiomfreundliche und gleichzeitig alltagstaugliche Lebensweise aussehen könnte. Dieser eine Monat reicht aber natürlich nicht aus, um sämtliche gesundheitlichen Probleme, die sich in den letzten Jahren angesammelt haben, für immer zu beseitigen. Die Selbstheilung mit dem Mikrobiom ist ein langer und andauernder Prozess. Ein wenig Selbstdisziplin, Engagement und Ausdauer sind schon nötig, um von einigen alten Gewohnheiten Abschied zu nehmen und Neues auszuprobieren. Ganz zu schweigen von mehr Bewegung und aktivem Stressabbau. Das Ganze muss man dann natürlich auch noch auf Dauer durchhalten. Es geht in kleinen Schritten vorwärts, aber manchmal auch wieder einen Schritt zurück, zum Beispiel bei höherer Stressbelastung.

Also genau das, was wir alle so ungern hören. Den meisten Menschen ist das zu wenig Aktionismus und es dauert zu lang. Wir möchten eine Kapsel schlucken und am nächsten Tag das Ergebnis sehen, zuverlässig wie bei einer Amazon-Prime-Bestellung. Hier setzt die Werbemaschinerie der „Gesundheitsindustrie" an, und das sehr erfolgreich – für die Industrie, nicht für uns.

Kranke Menschen suchen selbstverständlich nach Mitteln zur Heilung und sind dabei bereit, große Geldsummen und viel Zeit dafür aufzuwenden und auch sehr experimentelle Geheimtipps auszuprobieren. Im Bereich der Darmerkrankungen ist es geradezu frustrierend, wie wenig Hilfe der Patient beim Arzt erhält.

Die Schulmedizin leistet großartige Dienste und wir sollten jeden Tag froh sein, dass es sie gibt. Allerdings erbringt sie ihre besten Leistungen eher im Bereich der Mechanik. Zerstörte Knochen können auf wundersame Weise und unter Zuhilfenahme der Regenerationskraft unseres Körpers repariert werden. Sogar Tumore können immer besser entfernt werden. Wenn das Herz zu schnell schlägt, kann es gebremst werden, schlägt es unregelmäßig, hilft der Herzschrittmacher. Auf all das können wir keinesfalls verzichten.

Aber gerade im Bereich der Darmkrankheiten, die sich immer mehr ausbreiten, kann man aus Patientensicht bisher noch keine großen Fortschritte in der Medizin erkennen. Entweder der Patient wird mehr oder weniger subtil als Hypochonder abgestempelt, oder die Behandlung beschränkt sich auf eine kurzzeitige Linderung der Symptome, bevor sie mit aller Macht und teilweise sogar verstärkt wieder auftreten.

Deshalb ist die weitverbreitete Skepsis gegenüber der Schulmedizin in diesem speziellen Bereich nicht weiter verwunderlich. Die Geplagten suchen nach Alternativen, und sei es nur der Heilpraktiker, der ihnen zumindest zuhört, anstatt sie nach fünf Minuten mit einem Rezept und einem „Wenn es nicht besser wird, kommen Sie doch nochmal vorbei" aus dem Behandlungszimmer zu entlassen. Einige der Methoden, die als alternative und natürliche Medizin angepriesen werden, sind allerdings teilweise abenteuerlich, und ihr Nutzen ist fragwürdig.

Lukrative Gesundheitsindustrie

In jedem Bereich unseres Lebens gibt es Kritiker, die sich nicht mit den Gegebenheiten und der Einschränkung unserer Freiheit und unserer Gesundheit abfinden können und wollen. Im Bereich der Gesundheit finden sich diese Kritiker oft als Gegner der Schulmedizin und Käufer geheimnisvoller Wurzeln, Beeren oder Pülverchen wieder. Diese Wundermittelchen sollen uns innerhalb weniger Wochen gesund, schlank und schön machen.

Um diesen Mythos herum hat sich eine riesige Industrie aufgebaut. Unmengen von Geld werden mit der Hoffnung und dem Leid vieler Menschen erwirtschaftet. Der einzige, dem damit geholfen ist, ist der jeweilige Verkäufer dieser Wundermittelchen, wie schon damals der fahrende Quacksalber im Wilden Westen. Heutzutage wird der Verkauf eleganter abgewickelt, über Onlineplattformen und unbekannte Hersteller. Diese Vorgehensweise minimiert das Risiko, die Stadt geteert und gefedert zu verlassen. Ärzte und Verbraucherzentralen stehen im Kampf gegen diese Industrie auf verlorenem Posten. Auch wenn sie noch so nachdrücklich darauf hinweisen, dass die Einnahme von Nahrungsergänzungsmitteln unnötig sei, diese Branche boomt.

Die Werbung, die hinter diesen zweifelhaften Produkten steht, wird mit viel Geld finanziert und arbeitet mit zahlreichen psychologischen Tricks. Deshalb muss es niemandem peinlich sein, wenn er selbst schon solche Zauberbohnen gekauft hat. Mir selbst ging es nicht anders als meinen Leidensgenossen auf der Suche nach Hilfe. Ich googelte die einschlägigen Seiten durch (zum Beispiel das „Zentrum der Gesundheit"), fand viele interessante Informationen, die sehr plausibel klingen, und… kaufte ein wie ein Weltmeister. Grapefruitextrakt, Weizengraspulver, Acerolapulver, Apfelpektin, und weiß der Geier was noch alles – gottseidank verdrängt der Mensch ja so einiges im Laufe seines Lebens. Wir möchten schlank und gesund sein, möglichst ohne dafür weniger oder gesünder zu essen oder uns mehr zu bewegen, und wenn auch nur die geringste Chance besteht, dass eine täglich verzehrte Kapsel dafür sorgt, dann kaufen wir sie. Oder auch mehrere, vorsichtshalber…

Doch leider müssen wir nach einiger Zeit erkennen: Wir wurden hereingelegt. Keines dieser geheimnisvollen Mittel hilft tatsächlich, und wenn doch, dann höchstens durch den Placeboeffekt, also unseren festen Glauben an eine Wirkung. Im Gegensatz zu den diversen Mittelchen ist unser Körper nämlich ein echtes Wunder. Wenn er nicht zu geschwächt ist, und man ihn nicht dabei behindert, heilt er sich selbst. Aus wissenschaftlicher Sicht ist das die einzige plausible Erklärung dafür, dass manche Menschen nach der Einnahme einer „Medizin" ohne nachweisbare Wirkung von einer Besserung ihrer Symptome berichten. Der Körper hat sich in dieser Zeit vermutlich selbst geheilt, unterstützt vom festen Glauben, der ja bekanntlich Berge versetzen kann. Ein beliebtes Argument ist die Heilung von Tieren nach Einnahme der Wunderwaffe. Auch Tiere sind im Besitz von Selbstheilungskräften, und auch ein Tier merkt sicherlich, wenn sein Mensch sich etwas mehr um das Tier sorgt und etwas liebevoller mit ihm umgeht. Warum sollten Selbstheilung und zusätzliche Zuwendung also keinen Einfluss auf Tiere haben?

Geheimnisvolle Wundermittel

Wir befinden uns in einem der einschlägigen online-Shops zum Thema Gesundheit. Der Titel verheißt uns genau das, was wir uns so sehnlich wünschen: „Alles, was der Körper braucht – nur einen Klick entfernt!" [9]. Die Warengruppen sind aufgeteilt, in die Themen, die uns am meisten bewegen: Abnehmen – wer möchte das nicht in einer Welt, die so viel Überfluss und so wenig Bewegungszwang bietet, dabei aber gleichzeitig ein unerreichbares Schönheitsideal propagiert? Detox, das geflügelte Wort schlechthin. Wir fühlen uns irgendwie ständig vergiftet, ganz besonders, wenn wir auf solchen Webseiten surfen, und müssen unbedingt etwas dagegen unternehmen. Säure-Basen-Haushalt – für die Anhänger der Übersäuerungstheorie. Verdauung, eines der kritischsten Themen der Moderne, denn immer mehr Menschen haben ihre liebe Not damit. Vitamine, Mineralstoffe und Vitalität ganz allgemein. Welche Vitamingruppe darfs denn bitte sein? B, C, D, E, K, oder lieber gleich ein ganzer Vitaminkomplex? Zum Abnehmen gibt es einen bunten Strauß an Appetitzüglern, Fatburnern und nahrungsmittelähnlichen Substanzen, wie Michael Pollan [10] es ausdrücken würde, zum Beispiel Zuckerersatz und Nudeln ohne Kohlenhydrate. Den perfekt ausgewogenen Säure-Basen-Körper sollen wir mit Kuren, basischen Lebensmitteln, Tees, basischer Körperpflege und basischem Wasser erreichen – ja bin ich denn ein Chemiebaukasten, oder was? Die Verdauung lässt sich laut Werbeanzeigen ganz easy mit Hilfe von Ballaststoffen, Präbiotika und Probiotika (natürlich jeweils als eigenständige Produkte, nicht in Form von gesunden Lebensmitteln) und gruseligen Methoden zur Darmreinigung verbessern. Detox- und Entschlackungskuren weisen darauf hin, dass unser Körper ohne sie nach und nach vergiftet wird und wir unheilbar verloren sind. Mit einem Blick auf die Liste angebotener Mineralstoffe wird uns vollkommen klar, dass wir mit Sicherheit viel zu wenig davon haben, und das täglich. Als würde das alles nicht schon ausreichen, sollten wir uns auch noch Sorgen um unsere Augengesundheit, unsere vor sich hin oxidierenden Zellen, den gesunden Schlaf, Magen, Nieren, Immunsystem und unsere Stimmung machen. Mit der guten Stimmung und dem gesunden Schlaf ist es spätestens dann vorbei, wenn wir uns diesen Berg an „das musst du unbedingt haben" - Produkten anschauen und grob zusammenrechnen, wie viel uns dieses augenscheinlich perfekte gesunde Leben in Kapsel- und Pulverform pro Monat kosten würde. Abgesehen davon, dass wir unseren täglichen Kalorienbedarf nach Einnahme all dieser Mittelchen vermutlich bereits gedeckt hätten. Picken wir ein paar Beispiele heraus.

Weizengrassaftpulver, knapp vierzig Euro für eine Dose von 200 Gramm. Zitat: „Getreidegräser und aus diesen Gräsern gewonnene Saftpulver dürfen mittlerweile in keinem gesundheitsbewussten Haushalt mehr fehlen" [11]. Selbstverständlich sind wir gesundheitsbewusst, sonst wären wir ja nicht hier. Also ab in den Einkaufswagen mit dem Wundermittel aus den

USA - dem Land, das ja weltweit bekannt ist für seine wahnsinnig gesunden Einwohner. Weizengrassaft schmeckt wie verquirlte Entenkacke und war vor etlichen Jahren Teil meiner persönlichen Wundermittel-Phase. Nach dem Kauf des grünen Pulvers war ich jedenfalls ein bisschen ärmer. Schlanker, schöner oder gesünder wurde ich durch das Hinunterwürgen erstaunlicherweise nicht.

Simsalabim Cassis sorgt für ein „cleveres Abnehm-Erlebnis". Keine fiese Quälerei, sondern ein Abnehm-Erlebnis! Da ein Erlebnis gar nicht clever sein kann, impliziert das natürlich, dass der Käufer des Produkts besonders clever ist. Ganz im Gegensatz zu den ewig gestrigen Dumpfbacken, die mit Hilfe von Verzicht und mehr Bewegung abnehmen möchten, machen wir das ganz einfach mit einem veganen Diät-Shake für knapp 25 Euro pro 500 Gramm-Dose. Simsalabim, dreimal schwarzer Kater, und schon sind wir schlank und können trotzdem auf der Couch sitzen und Currywurst mit Pommes essen. Dieses Wundermittel ist selbstredend auch noch „perfekt geeignet für das ganzjährige Gewichtsmanagement" – also am besten gleich mehrere Packungen kaufen! Die bessere Alternative: Tatsächlich clever sein und die „hochwertigen Proteine aus Reis und Erbsen" einfach in Form von Reis und Erbsen essen...

Sango-Meereskoralle mit Zink & Silizium, 120 Kapseln für 25 Euro – wobei die Tagesdosis bei vier Kapseln liegt. Die enthaltenen Nährstoffe tragen laut Werbung „unter anderem" zum normalen Säuren-Basen-Haushalt bei, unterstützen gesunde Haare, Haut und Nägel und die psychische Funktion. Was auch immer ein „normaler Säuren-Basen-Haushalt" ist. Nachdem das aber nicht so richtig feststeht, müssen wir einfach davon ausgehen, dass unser Haushalt wohl irgendwie in Schieflage ist, vergleichbar mit dem der meisten Länder weltweit.

Wir lesen all diese klug ausgetüftelten Beschreibungen und glauben anschließend, praktisch nicht mehr lebensfähig zu sein, wenn wir den ganzen Hokuspokus nicht kaufen. Das liegt nicht daran, dass wir besonders dumm sind, sondern an ausgefeilten Werbemethoden, die sich unsere menschlichen Schwächen und Denkweisen zunutze machen. So auch die weit verbreitete Angst vor Giftansammlungen und Schlacken im Körper, ganz besonders im Darm.

Unser Darm in Guantanamo

Ob vom Heilpraktiker oder selbstverordnet, die Darmreinigung liegt im Trend, und das nicht erst seit gestern. Schon in der Antike hatten die Menschen in vielen verschiedenen Kulturen auf der ganzen Welt den Verdacht, in ihren Därmen würden sich grauenhafte Dinge ansammeln, die negative Auswirkungen auf die Gesundheit hätten und deshalb unbedingt entfernt werden müssten. Die alten Ägypter waren von dieser Idee ebenso besessen wie die Sumerer, Babylonier, Assyrer, Inder, Chinesen, Koreaner und Griechen. Hippokrates selbst war von der positiven Wirkung von Einläufen überzeugt [12]. Während wir viele andere Ansichten der damaligen Zeit belächeln, weil uns heutzutage zum Beispiel vollkommen klar ist, dass die Welt keine Scheibe ist, blieb das Mysterium vom vergifteten

Darm bis in die heutige Zeit erhalten. Befeuert von der Gesundheitsindustrie, die mit diesem Irrglauben den ganz dicken Reibach macht. Gehen wir wieder zu unserem Beispiel-Shop und sehen uns an, was dort alles zur Beseitigung von Rückständen im Darm angeboten wird und welche absurden Behauptungen aufgestellt werden.

Katzenstreu und überteuerter Zucker

Bentonit, ein zentraler Bestandteil einer Darmreinigung, „durchwandert den Darm wie eine Art „Müllschlucker" und soll dabei Schwermetalle, Pestizide und andere „unerwünschte Schadstoffe" an sich binden (es ist praktischerweise auch im Gartenteich einsetzbar). Bei gesundheitsbewussten Menschen ist sie natürlich fester Bestandteil des Lebens, sollte in keiner Hausapotheke fehlen und eignet sich selbstredend für fast jeden – alles andere wäre ja auch geschäftsschädigend für die Verkäufer. Natürlich stammt diese Wunderwaffe wieder aus den USA (dem Land der gesündesten Menschen) und heißt so, weil sie in der Nähe des Forts Benton in den USA gefunden wurde [13]. Bentonit kennen wir auch noch von einem anderen Anwendungsfall, in dem die Anwendung tatsächlich sinnvoll ist: Im Katzenklo. Also lassen wir das Zeug doch am besten dort, anstatt es zu essen.

Yacon Wurzel Pulver, eine "wunderbare und vor allem leckere Alternative zu herkömmlichem Kristallzucker" - zum Preis von 99,30 Euro pro Kilogramm. Zum Vergleich: Ein Kilogramm normaler Haushaltszucker der Edelmarke Südzucker kostet

1,36 Euro. Eine gewisse Skepsis, ob der Kuchen mit Yaconwurzelpulver tatsächlich so gut schmeckt wie der Kuchen mit normalem Zucker, ist angebracht. Das Pulver ist allerdings im Gegensatz zu Haushaltszucker laut Werbeanzeige präbiotisch, mit 9,6 Gramm Ballaststoffen pro 100 Gramm Pulver, und enthält dazu noch 130 mg Kalium, 2,9 mg Eisen und 150 mg Phosphor. Und schon zweifeln wir, ob wir es vielleicht ausprobieren sollten und es sein Geld wert ist. Dabei gibt es eine ganz einfache, kostengünstige und wesentlich gesündere Alternative: Ersetze 100 Gramm der Mehlmenge im Rezept durch Vollkornmehl. 100 Gramm Vollkorn-Weizenmehl enthalten: 10 Gramm Ballaststoffe, mindestens 17 verschiedene Vitamine, 13 Mineralstoffe und Spurenelemente, davon 381 mg Kalium, 3.3 mg Eisen und 341 mg Phosphor) plus Aminosäuren [14]. Dass Zucker nicht besonders gesund ist, steht außer Frage, deshalb verwenden wir einfach zehn oder zwanzig Prozent weniger Zucker. Das funktioniert bei den meisten Kuchen ganz gut, auch wenn die Konsistenz ein klein wenig darunter leidet. Ein normaler Obstkuchenboden enthält dann noch 80 Gramm Zucker. Man isst den Kuchen im Normalfall aber nicht alleine, sondern teilt sich diese Zuckermenge mit 11 anderen Personen. Die Ballaststoffe und Mineralien natürlich auch, trotzdem würde ich eher nicht dazu raten, deshalb den ganzen Kuchen alleine zu verputzen. Es gibt jeden Tag noch viele weitere Gelegenheiten, den Ballaststoffbedarf zu decken und die Darmbakterien glücklich zu machen.

Kaffee marsch!

Auch das Schlucken von künstlichen Ballaststoffen und Katzenstreu ist für Weicheier. Der wirklich gesundheitsbewusste Mensch stoppt natürlich nicht auf halbem Weg, sondern erledigt ruckzuck alles auf einmal, mit einer Darmsanierung. Die Darmreinigung im Allgemeinen wird uns auf unserer Verkaufsplattform praktisch als unverzichtbar angepriesen, mit Sätzen wie diesen:

„Um zu verstehen, was es mit einer Darmreinigung auf sich hat, darf man diese althergebrachte Methode gerne mit einem Großputz für das größte und wichtigste Verdauungsorgan des menschlichen Körpers vergleichen. Bei der Darmreinigung werden Nahrungsreste, Schlacke und andere belastende Stoffe nachhaltig aus dem Darm ausgeleitet und die Darmflora wird wieder ins Gleichgewicht gebracht. [...] Durch die Darmreinigung können Verdauungsbeschwerden behoben, das Immunsystem gestärkt und damit das gesamte Wohlbefinden optimiert werden."

Der Leser denkt unwillkürlich „O mein Gott, ich muss sofort los und meinen Darm reinigen, bevor da noch was Schlimmes passiert". Der Werbung für die Darmreinigung folgt eine längere Erklärung, warum der Darm so wichtig ist. Die Erklärung ist natürlich korrekt, der Darm ist definitiv wichtig. Allerdings ist die Behauptung, es gäbe im Darm Nahrungsreste und Schlacken, nichts als Humbug. Da die entsprechenden „Kuren" aber als Nahrungsergänzungsmittel verkauft werden, unterliegen sie keinerlei Zulassungspflicht. In der Werbung darf so ziemlich alles behauptet werden, auch dass am Tag nach der Einnahme ein Einhorn vor der Haustür stehen wird. Sicherheit, Qualität und Wirksamkeit werden allein vom Hersteller geprüft. Jegliches Misstrauen ist uneingeschränkt angebracht.

Eine noch schlechtere Idee ist vermutlich die Colon Hydro Therapie, auch Darmspülung genannt. Spätestens jetzt weiß jeder, was gemeint ist. Man kann es noch so medizinisch, klinisch oder neutral ausdrücken und von „sanfter Reinigung und Stimulierung" faseln, Fakt ist: Man pumpt freiwillig Flüssigkeiten in den Hintern, die dort wirklich nicht hingehören, wie Kaffee oder grünen Tee. Die Prozedur ist natürlich wieder einmal „längst kein Geheimtipp in gesundheitsbewussten Kreisen mehr". Nur wir haben diese wichtige Info offenbar bisher verpennt. Und leben noch immer mit unseren imaginären widerlichen Schlacken.

Der Darm enthält zwar definitiv keine Schlacken oder sonstige Reste, er ist aber die Heimat unzähliger Mikroorganismen, die in einer Partnerschaft mit uns leben – in guten wie in schlechten Tagen. Nicht alle Mikroben, die sich in unserem Darm befinden, sind unsere Freunde. An dieser Stelle lohnt es sich anzusetzen und die guten Bakterien zu unterstützen, damit sie zahlreich und stark genug sind, um den schädlichen eins auf die Nase zu geben. Die Darmspülung reißt aber sintflutartig einfach alles mit, gute und schlechte Bakterien, und schädigt unser Mikrobiom. Auch längeres Fasten ist nicht ganz unkritisch. Eine kleine Fastenkur mag zwar manchmal ganz angebracht und erholsam sein, längeres Fasten bedeutet aber eine Mangelernährung für unsere Darmbakterien. Die einzige Alternative, die den hungernden Mikroben als Ersatznahrung bleibt, ist die Darmschleimhaut. Ausdauerndes Hungern ist also vermutlich nicht das Beste für unseren gesunden Darm, und die Sintflut-Geschichte erst recht nicht.

Integrierte Reinigungsfunktion – kostenlos und effektiv

Einerseits ist diese Angst vor Giftstoffen im Darm verständlich. Der Darm ist tatsächlich die Ursache vieler Probleme, und es lässt sich aus Sicht des Leidenden nicht nachvollziehen, was genau die Ursache ist. Wir können nicht einfach mal schnell in den Darm hineinsehen, er gurgelt manchmal angsteinflößend vor sich hin, zwickt und zwackt, bläht sich schmerzhaft auf oder rückt seinen Inhalt nur sehr zögerlich heraus – oder auch das Gegenteil. Sogar die moderne Medizin tappt in Sachen Darmkrankheiten noch weitgehend im Dunkeln – im wahrsten Sinne des Wortes. Allerdings nicht, was das Vorhandensein von „Schlacken" oder anderen Ablagerungen im Darm angeht. So schreibt Dr. Werner Bartens:

„Was unter Entschlackung zu verstehen ist, kann niemand beantworten. Keinem Forscher ist es bisher gelungen, Schlacken im Körper oder im Labor nachzuweisen. […] Auch das Gerede von der Übersäuerung ist Quatsch. Unsere Zellen und Organe schnurren bei ziemlich konstantem PH-Wert vor sich hin. Da muss nichts basisch abgepuffert werden. Einzig die Beutelschneiderei kann einen sauer machen." [15]

Wenn der Gastrologe bei der gefürchteten Darmspiegelung den Darm betrachtet, sieht er im Normalfall ein wunderschönes, rosarotes Gebilde. Blitzsauber und ohne ominöse Schlacken und Schmutzkügelchen, die sich irgendwo ablagern würden. Es gibt natürlich Erkrankungen, bei denen der Anblick nicht so schön ist: Entzündliche Darmkrankheiten, Karzinome, Polypen und Divertikel machen die schöne rosige Landschaft zum Alptraum. Das sind aber alles Symptome, die der Gastrologe bei seiner Untersuchung entdeckt und entsprechend behandeln kann. Ein vielleicht etwas unwissenschaftlicher, aber doch relativ glaubwürdiger Beweis für das Märchen von den Schlacken – für alle, die kein Endoskop zuhause haben: Googeln wir doch einfach mal nach „Schlacken im Darm" und schalten die Bildersuche ein. Aber Vorsicht, das ist nichts für schwache Nerven! Es gibt eigentlich nichts auf der Welt, zu dem es kein Bild bei Google gibt. Außer bei den Schlacken im Darm, von denen ständig die Rede ist. Auf der Suche finden wir Bilder von entzündeten Därmen oder auch nur eklige Bilder von Schlacke, die irgendwo in der Gegend herumliegt. Wenn wir aber doch alle ständig komplett verschlackt wären, würde es dann nicht von Bildern wimmeln, die diese Schlacken im Darm zeigen?

Es gibt sie nicht, und zwar aus einem einfachen Grund. Magen und Darm reinigen sich selbst. Das passiert mit Hilfe einer wirklich coolen Funktion, dem migrierenden motorischen Komplex. Dabei zieht sich zuerst der Magen und anschließend der Darm mit viel Kraft zusammen und quetscht seinen Inhalt in Richtung Ausgang, wie bei einer Zahnpastatube. Den Vorgang wiederholt unser Körper fleißig und zuverlässig immer wieder, alle eineinhalb bis drei Stunden. Wenn der Magen gerade leer ist, entsteht dabei das Knurrgeräusch, das wir alle kennen, und das uns im falschen Moment so peinlich ist. Erst wenn der motorische Komplex nicht mehr richtig funktioniert, müssen wir uns Sorgen um die Reinigung unseres Darms machen. Das passiert aber nicht einfach so, sondern hängt mit schweren Erkrankungen wie Diabetes zusammen.

Betrug am Käufer

Viele Menschen glauben unerschütterlich an ihre Lieblingsprodukte oder Wege zur Gesundheit und reagieren verschnupft auf jegliche Art von Skepsis. Prinzipiell ist das in Ordnung – es muss nicht alles auf der Welt wissenschaftlich erklärbar sein und Glaube jeder Art zeichnet sich durch die Abwesenheit eines Beweises aus. Fairerweise muss man auch sagen, dass die Abwesenheit eines Beweises nicht zwangsläufig bedeutet, dass etwas nicht existiert.

Vor nicht allzu langer Zeit hätten die Leute noch gesagt, das Vorhandensein winziger Lebewesen auf unserem Körper sei das Hirngespinst eines Geisteskranken. Es gab vor der Erfindung des Mikroskops noch keine Möglichkeit, die Existenz von Bakterien zu beweisen, Bakterien gab es aber dennoch. Wir wissen noch lange nicht alles, und bestimmt werden im Laufe unserer Geschichte noch zahlreiche unbekannte Heilmittel aller Art auftauchen. Aber manches scheint dann doch recht weit hergeholt zu sein. Wenn mir jemand erzählt, ich müsse ein Schnapsglas voll Bier in einem Masskrug voll Wasser auflösen, um einhundertmal so betrunken zu werden wie mit unverdünntem Bier, bin ich eher skeptisch. Aber Millionen von Homöopathie-Anhängern glauben an dieses Prinzip. Möglicherweise wird man eines Tages eine wissenschaftliche Erklärung für die Wirksamkeit homöopathischer Mittel finden und alle, die bisher für ihren Glauben belächelt wurden, können dann sagen „Ich hab's doch gewusst!". Liebe Anhänger der Homöopathie, falls die Wirksamkeit homöopathischer Heilmittel jemals wissenschaftlich bewiesen werden kann, entschuldige ich mich hiermit vorbeugend für meine ungerechten Schmähungen.

Naturheilmittel sind eine andere Kategorie, obwohl sie thematisch oft mit homöopathischen Heilmitteln in einen Topf geworfen werden. Die Menschheit wusste sich schon vor der Entstehung großer Pharmakonzerne zu helfen, und die Wirksamkeit verschiedener natürlicher Arzneimittel ist nachweisbar. Die chemische Keule muss nicht unmittelbar gezückt werden, wenn man sich krank fühlt. Es kann nicht schaden, Naturheilmittel als erste Angriffswelle gegen gängige einfache Krankheiten und Unpässlichkeiten im Haus zu haben.

Wenn es um die zahlreichen Wundermittel in Internetforen und Apotheken geht, ist allerdings eine gewisse Skepsis angebracht. Es handelt sich dabei nicht zwangsläufig um Naturheilmittel. Während der Nutzen von natürlichen Wirkstoffen durchaus nachweisbar ist, trifft das auf die modernen Wunderheilmittel in der Regel nicht zu. Diese Produkte werden nicht ausdrücklich mit der Aussage „die Wirkung ist nicht nachweisbar" angepriesen, sondern man vermittelt uns das Gegenteil. In diesem Fall kann man also durchaus von gezieltem Betrug sprechen. Nicholas Nassim Taleb beschreibt die Sachlage sehr treffend: „...wir haben es geschafft, religiösen Glauben in Leichtgläubigkeit gegenüber all dem zu übertragen, was sich als Wissenschaft verkleiden kann" [16].

Diese diversen Pulver, Kapseln, Flüssigkeiten und Tabletten werden unter der Gruppe „Nahrungsergänzungsmittel" zusammengefasst. Im Gegensatz zu Arzneimitteln unterliegen sie keiner Zulassungspflicht [17]. Nicht nur, dass die meisten Produkte nüchtern betrachtet schlichtweg als Placebo bezeichnet werden müssen, teilweise enthalten sie sogar äußerst schädliche Substanzen. Man belügt den Verbraucher mit dubiosen Geschichten über die Entdeckung und Herkunft der Produkte. Diese Pseudo-Arzneimittel werden aber nicht von den Waldelfen zusammengerührt, sondern teilweise von denselben Pharmakonzernen vertrieben, die auch schulmedizinische Heilmittel produzieren - oder von gänzlich unbekannten Firmen in aller Welt. Dass ein alter, weiser Indianer auf dem Sterbebett das uralte Rezept seiner Ahnen für einen gesunden Darm schnell noch an einen dieser Pharmakonzerne weitergegeben hat, ist eher unwahrscheinlich.

Zur ultimativen Heilung vom Glauben an Wundermittel und Geheimtipps ist die Zeitschrift „Gute Pillen – Schlechte Pillen" [18] sehr empfehlenswert. Das Redaktionsteam setzt sich aus Ärzten, Apothekern, Gesundheitswissenschaftlern und andere Naturwissenschaftlern zusammen, arbeitet unabhängig von der Pharmaindustrie und wirft einen kritischen Blick auf die

Produkte, die uns auf der Suche nach einem besseren und gesünderen Leben angepriesen werden. Spätestens nach der Lektüre von zehn, zwanzig Ausgaben wird eines vollkommen klar: Es existiert nicht, das Wundermittel gegen dies und das. Wir werden nur betrogen, und zwar gewaltig und in großem Maßstab.

Das Mikrobiom in 30 Tagen aufbauen – geht das?

Das Mikrobiom eines Jägers und Sammlers vor zehntausenden von Jahren würde unser kleines, schwaches Mikrobiom schallend auslachen. Die Vielfalt unserer Darmbakterien ist stark dezimiert, und bisher sind keine Mittel bekannt, neue Arten dauerhaft hinzuzufügen. Umso wichtiger ist es, das verbliebene Mikrobiom optimal zu unterstützen. Denn unsere Mikrobenfreunde sind außerordentlich anpassungsfähig.

Oma Hedwigs Hütte

Zuerst die schlechte Nachricht: Wer in der westlich geprägten Welt lebt, hat zusammen mit der westlichen Kultur auch ein westliches Mikrobiom geerbt. Leider gibt nicht jedes Erbe Anlass zum Jubeln, manch einer erbt eben nur die zerfallene kleine Hütte mit Plumpsklo von Oma Hedwig. So ähnlich geht es uns mit unserem Mikrobiom in einer Welt, die von Desinfektion und Antibiotika, chronischem Stress, industriell hergestellter Nahrung und Geburten per Kaiserschnitt geprägt ist. Unsere Darmbakterien entwickeln sich in den ersten drei Lebensjahren zu einer geschlossenen Gesellschaft, die für den Rest unseres Lebens keine neuen Mitglieder aufnimmt, aber im Zweifelsfall welche verlieren kann, zum Beispiel durch den Einsatz von Antibiotika. Das Mikrobiom von Naturvölkern unterscheidet sich in seiner Artenvielfalt stark von unserem, während sich die Mikrobiome aller westlich geprägten Menschen sehr ähneln. So würde man eigentlich erwarten, dass ein deutscher Veganer ganz andere Bakterienarten hat als ein passionierter österreichischer Fleischesser, das ist aber erstaunlicherweise nicht der Fall. Wir müssen also wohl in unserer Hütte mit Plumpsklo leben und können sie nicht einmal durch eine extreme Ernährungsumstellung zur Villa mit Pool ausbauen.

Durch die eingeschränkte Vielfalt ist unser Mikrobiom weniger stabil und damit auch anfälliger für Probleme, genau wie jedes andere Ökosystem. Auch wenn wir reichlich Obst und Gemüse essen, können unsere Darmbakterien daraus weniger für uns nützliche Stoffe herstellen wie die Mikroben des Wildbeuters in der Steinzeit. Der Mensch hat mit seinem Wandel im Lauf der Zeit diesen Quell der Gesundheit für immer verloren, falls es der Wissenschaft in Zukunft nicht gelingt, sie wiederherzustellen. So lange werden wir allerdings kaum warten können.

Es gibt aber auch gute Nachrichten, und die deuten darauf hin, dass eine Ernährungsumstellung letzten Endes doch einen sehr großen Einfluss auf das Mikrobiom hat, auch wenn sie keine ausgestorbenen Arten wiederherstellen kann. Die Ernährung verändert die Umgebung unserer Darmbakterien, und diese reagieren darauf.

Schnelle Anpassung durch exponentielles Wachstum

Jede Anpassung im Mikrobiom geschieht rasend schnell. Bakterien haben eine interessante und sehr effektive Methode, sich zu vermehren. Sie teilen sich einfach, ganz ohne Partnersuche und Abend bei Wein und Kerzenlicht. Die zweite Bakterie ist eine exakte Kopie der ersten, mit all ihren Genen. Beide Bakterien regenerieren sich nach der Teilung und erschaffen die nächste Generation. E. coli Bakterien können sich ungefähr alle 20 Minuten teilen und erschaffen auf diese Weise 72 Kopien von sich selbst pro Tag [19]. Dabei bleibt es aber nicht. An dieser Stelle kommt eine Sache ins Spiel, die einigen von uns noch düster aus dem Mathematik-Unterricht in Erinnerung geblieben ist - die Exponentialfunktion. Die Exponentialfunktion beschreibt einen Wachstumsprozess wie den unserer Bakterien, und bildet einen steil nach oben verlaufenden Bogen.

Würde sich nur eine einzige Bakterie immer wieder verdoppeln, während ihre Ableger untätig bleiben, würde das Ergebnis nach 24 Stunden so aussehen:

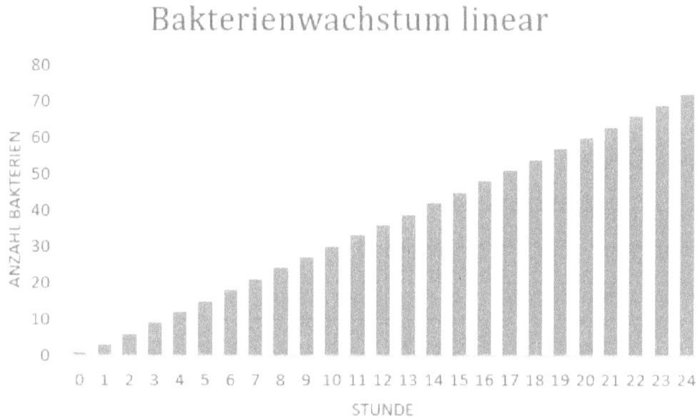

Fiktive Verdoppelung ohne "Zinseszins"

Auch das wäre schon ganz schön beeindruckend, aus einer einzigen Bakterie entstehen innerhalb eines einzigen Tages 72 Bakterien! Allerdings ist dabei noch nicht berücksichtigt, dass auch die neu entstandenen Bakterien nicht einfach so liebgenbleiben, sondern sich unter halbwegs günstigen Bedingungen ebenfalls fleißig vermehren. Und hier setzt die Exponentialfunktion an, deren Auswirkung unser Verstand nur so schwer begreifen kann, obwohl sie im echten Leben so wichtig für uns ist.

Den Mikroben in und auf unserem Körper ist zwar im Grunde egal, ob wir ihr Wachstum genau verfolgen können, die Exponentialfunktion entfaltet ihre gewaltige Macht aber auch bei Zins und Inflation, und hier sollten wir wirklich etwas genauer hinschauen. In Sachen Bakterienwachstum ist sie einfach nur faszinierend und erklärt, warum sich das intestinale Mikrobiom tatsächlich in sehr kurzer Zeit an Veränderungen anpassen kann. Alle 20 Minuten verdoppelt sich die jeweilige Anzahl der Bakterien. Das Prinzip ist das gleiche wie in der Geschichte mit dem Schachbrett und dem Reiskorn – auch der König konnte sich die Menge an Reiskörnern nicht vorstellen, die auf dem letzten Feld liegt. Wenn wir nach nur 6 Stunden nicht nur die Kinder unserer ersten Bakterie, sondern die gesamte Familie mit allen Nichten und Neffen und so weiter für ein Familienfoto zusammenholen würden, sähe das Ganze so aus:

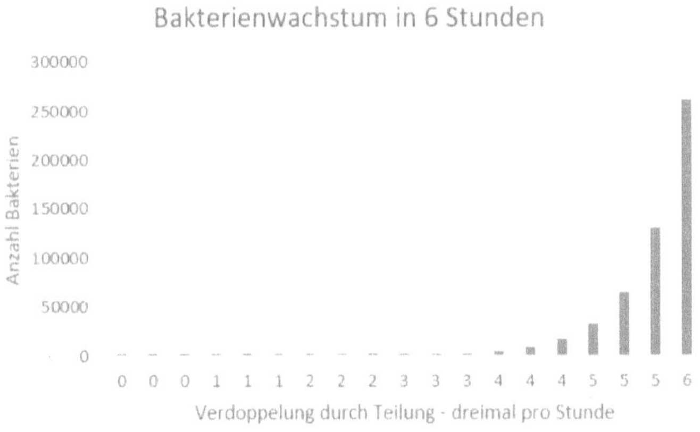

262144 Mikroben würden sich für das Foto zusammenkuscheln. Wir befinden uns hier aber noch im „unkritischen" Teil der Exponentialfunktion, in dem sie noch einigermaßen flach verläuft, wenn man einen Blick auf das Gesamtbild wirft.

Nach nur 24 Stunden ist die Anzahl von Bakterien so groß, dass sie nur noch für Mathematiker lesbar ist: 4,72236648286965E+21, also ganz grob eine 4,7 mit 21 Nullen dahinter. Phantastillionen hätte Dagobert Duck dazu gesagt, Quadrillion ist der mathematische Name. Uns ist das einerlei, wir können mit beidem nicht besonders viel anfangen. Spätestens im Milliardenbereich beginnen die Zahlen, die für uns nicht mehr vorstellbar sind. Im Graphen sieht das Wachstum so aus:

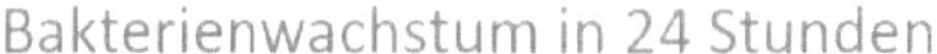

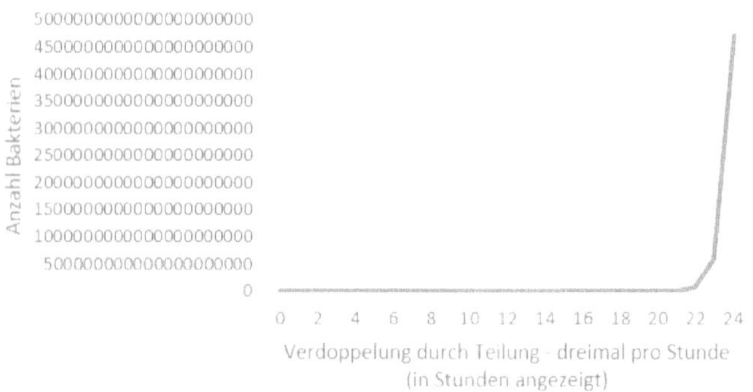

Nicht eingerechnet ist die Zahl der Verstorbenen. Die kleinen Wichte sind zwar ganz schön widerstandsfähig, aber wenn sie sich in unserem Darm in dieser Geschwindigkeit vermehren und dabei mehrere Tage überleben würden, würden wir ziemlich schnell explodieren. Leben und Tod halten sich also offenbar die Waage. In diesem Fall geht es aber gar nicht darum, ob wir diese Zahlen noch lesen oder die Exponentialfunktion begreifen können. Diese unglaubliche Wachstumsrate zeigt vor allem, wie schnell sich unsere Bakterien an Veränderungen anpassen können. Verdammt schnell…

Flexibel in der Jobwahl

Eine Bakteriengemeinschaft ist sehr flexibel. Ganze Gruppen von Bakterien können Aufgaben fehlender Gruppen übernehmen, solange es sich bei den fehlenden Gruppen nicht um Schlüsselarten handelt. Im Zweifelsfall tauschen unsere Bakterienfreunde dazu sogar Gene mit anderen Bakterien aus und übernehmen mit den Genen auch deren Eigenschaften und Fähigkeiten, wie Superhelden im Marvel-Comic. Gene, die eine Mikrobe bereits besitzt, können aktiviert oder deaktiviert werden, je nach Notwendigkeit. Wird das Gen für Hitzeresistenz nicht benötigt – weg damit! Es wäre nur unnötiger Ballast. Liegt die Bakterie aber zufällig um die Mittagszeit am Strand herum, kann sie das Gen wieder aktivieren. Trotzdem kommen keine neuen Arten hinzu, abgesehen von denen, die durch Austausch von Genen entstehen. Es scheint aber gar nicht so besonders wichtig zu sein, welche Arten von Bakterien wir beherbergen, denn sie können, wie schon erwähnt, ihre Aufgaben sehr flexibel ausführen. Je mehr verschiedene Arten, desto besser, aber auch ein weniger diverses Mikrobiom kann seine Aufgaben in einem gewissen Rahmen noch ganz gut wahrnehmen.

Bei einer Änderung der Ernährungsweise ändert sich zwar nicht die Vielfalt, wohl aber die Aufteilung der verschiedenen Arten. Man weiß zum Beispiel mittlerweile, dass Übergewicht mit einer höheren Anzahl an Firmicutes-Arten einhergeht, während Bacteroides-Arten in ihrer Zahl abnehmen. Bei einer fettreichen Ernährung produziert die Leber mehr Galle, die auch in den Darm wandert. Bakterien, die Gallensäure gut vertragen, fühlen sich deshalb besonders wohl, während andere Arten reduziert werden [20]. Es ist aber nicht nur so, dass Ernährung und Übergewicht einen Einfluss auf diese Zusammensetzung haben, sondern das „übergewichtige" Mikrobiom sorgt dafür, dass sein Mensch noch mehr Gewicht zulegt – ein Teufelskreis. Dieser Einfluss des Mikrobioms konnte mehrfach mit Hilfe von Labormäusen bewiesen werden, eine der ersten großen Sensationen in der Mikrobiomforschung. Wenn einer schlanken Maus per Stuhltransplantation das Mikrobiom einer dicken Maus verpasst wird, wird die Bikinifigur ganz schnell zur Burkafigur. Bei exakt gleicher Nahrungsaufnahme nehmen Mäuse mit „dickem" Mikrobiom zu, während ihre Artgenossen mit schlankem Mikrobiom auch schlank bleiben.

Wir sind aber keine Labormäuse, sondern können meistens selbst aussuchen, was wir essen und welche Bakterien wir besonders gut unterstützen. Gemeinsam mit unseren Darmbakterien können wir darüber entscheiden, ob wir dick oder dünn werden.

Vorteil durch Metaboliten. Meta… was?

So eine Bakterie futtert alles Mögliche, das wir ihr vorsetzen. Wenn es bei der Bakterie ankommt und nicht schon vorher im Verdauungssystem verarbeitet wurde. Wenn ein Lebewesen etwas isst, kommt aus demselben Lebewesen auch etwas wieder heraus, auch wenn das Lebewesen noch so klein ist, wie Eltern von Säuglingen und Haustierbesitzer sicher leidvoll bestätigen können. Bei Mikroorganismen wird dieses „etwas" nicht Häufchen genannt, sondern Metabolit. Das Gute an diesen Metaboliten ist, dass sie uns nützen können. Aus Kohlenhydraten können unsere Bakterien zum Beispiel kurzkettige Fettsäuren produzieren, die unsere Darmschleimhaut pflegen. Die Wirkung des Mikrobioms beschränkt sich aber nicht nur auf den Darm. Bis zu 40 Prozent der Moleküle in unserem Blut sind Produkte unserer intestinalen Mikrobiota [6]. Auf diese Weise sind die Billionen von Bakterien in der Lage, Signale an den gesamten Körper zu senden, auch an das Gehirn. Es ist sehr wahrscheinlich, dass unsere Darmbakterien unsere Emotionen und damit vielleicht sogar unser Verhalten steuern können.

Genau an dieser Stelle setzt mit einer Ernährungsumstellung die größte Veränderung ein. Fassen wir nochmal zusammen: Die Bakterienarten in unserem Darm sind seit dem dritten Lebensjahr stabil, sie sind unser Erbe. Wir besitzen nicht alle dieselben Arten, aber Mikrobiome in der Industriegesellschaft besitzen generell weniger Vielfalt als die von Naturvölkern. Den jeweiligen Anteil der Arten können wir allerdings mit unserer Ernährung beeinflussen.

Der größte Unterschied ergibt sich aber mit den Ausscheidungsprodukten der Mikroben, den Metaboliten. Obwohl es die gleichen Bakterienarten in etwas unterschiedlicher Zusammensetzung sind, die beim Veganer Pflanzenfasern verdauen und beim Fleischesser Proteine, unterscheiden sich ihre Metaboliten stark. Dr. Emeran Mayer benutzt einen wunderschönen

Vergleich, um dieses Prinzip zu veranschaulichen: ein Orchester. Ein bestimmtes Orchester enthält jedes Mal mehr oder weniger die gleichen Musiker-Arten. Je eine Gruppe Geiger, Zupfinstrumente, Flöten, und so weiter. Das bedeutet aber nicht, dass diese Musiker immer das gleiche Lied spielen, sonst wäre das Konzert ganz schön langweilig. Das Orchester wird mit Noten gefüttert. Was dabei herauskommt, ist bei jedem Notensatz und jedem Stück vollkommen einzigartig. So funktioniert auch unser Mikrobiom. Wenn wir es anders füttern, kommt ein ganz anderes Ergebnis dabei heraus als zuvor. Schon bei einer so kleinen Maßnahme wie dem regelmäßigen Verzehr von simplem probiotischem Joghurt kann eine Veränderung der Metaboliten gemessen werden [6].

Wechselnde Ernährungstrends für die Mikrobengemeinschaft

Dank exponentiellem Wachstum und hoher Flexibilität ist es also schon in kurzer Zeit möglich, eine gewisse Veränderung in unserer Mikrobengesellschaft und deren Metaboliten zu erreichen. Das war besonders für unsere Vorfahren wichtig. Wer eine Großmutter oder sogar Urgroßmutter hat, sollte sie einmal fragen, was es bei ihr zuhause im Winter zu essen gab. Obwohl ihre Jugend gerade mal zwei oder drei Generationen zurückliegt, hat sich die Ernährung in dieser kurzen Zeit rasant verändert. Damals wurden im Dezember keine Erdbeeren vom anderen Ende der Welt eingeflogen. Es gab keine Ananas, keine

Zitrusfrüchte und all die anderen exotischen Obstsorten, die für uns zur Selbstverständlichkeit geworden sind. Stattdessen gab es eine den Jahreszeiten angepasste Ernährung. Salate aus dem eigenen Garten im Frühjahr, Erdbeeren und Rhabarber im Frühsommer, Kirschen und Tomaten im Sommer. Im Herbst bereicherte ein bunter Strauß an heimischem Obst und Wurzelgemüse das Leben. Im Winter holte unsere liebe Uroma das Gemüse nicht aus dem Supermarkt, nur weil im Garten gerade nichts wächst. Stattdessen gab es Gemüse und Obst, das man im kühlen Keller einlagern, einwecken oder fermentieren konnte. Wie einen sehr bekannten Klassiker mit strengem Geruch namens Sauerkraut.

Ganz schön Stress für einen Körper, könnte man denken. Heutzutage wird uns ja ständig gesagt, wir sollten uns „ausgewogen" und „regelmäßig" ernähren. Wie konnten Menschen überleben, die unfreiwillige Extremdiäten in Form langer Hungerszeiten durchmachten und ansonsten je nach Jahreszeit komplett unterschiedliche Lebensmittel aßen? Um diese ständig wechselnden Lebensmittel optimal zu verarbeiten, muss sich die Mikrobiota an die Gegebenheiten anpassen, und zwar auch in ihrer Zusammensetzung. Denn nicht alle Bakterien verwerten dieselben Komponenten unserer Nahrung. Einige Bakterien können Kohlenhydrate besonders gut verwerten. Andere schaffen es, Eiweiß in Vitamine zu verwandeln.

Winds of Change

Eine Veränderung der Darmflora kann sowohl positiv als auch negativ sein. Wenn wir uns normalerweise fettarm und mit sehr viel Gemüse ernähren, aber im Urlaub oder über Weihnachten zu einer sehr fettreichen und ballaststoffarmen Ernährung wechseln, wird sich die Zusammensetzung der Mikrobengemeinschaft in unserem Darm in dieser Zeit notgedrungen anpassen. Dasselbe gilt aber auch für den umgekehrten Fall. Die Mikrobiom-Anti-Diät sollte also auch innerhalb kurzer Zeit definitiv etwas bewirken. Die erste körperliche Änderung, die sich beim Umstieg auf mehr Ballaststoffe bemerkbar macht, ist sehr wahrscheinlich eine etwas höhere Gasproduktion im Zuhause der Mikroben. Es ist vielleicht nicht unbedingt die Wirkung, die wir uns direkt wünschen, aber immerhin ein kleines Zeichen, dass sich ein Wandel vollzieht, in einer Welt, die für uns unsichtbar ist.

Allerdings drängt sich natürlich an dieser Stelle bereits ein Verdacht auf: Es reicht nicht, eine 30 Tage-Anti-Diät durchzuhalten und dann den Rest des Jahres hemmungslos und ungestraft zu schlemmen. Diese paar Tage können helfen, einen Schlemmerurlaub auszugleichen oder nach einer Krankheit das Immunsystem zu unterstützen. Ganz besonders nach der Einnahme von Antibiotika oder einer Darmspiegelung, Durchfall oder bei Erkrankungen des Magen-Darm-Trakts. Insgesamt sollen sie aber lediglich eine kleine Inspiration für das weitere Leben sein und zeigen, dass wir uns auch ganz ohne Quälereien und komplette Umstellung auf Diät-Food etwas gesünder ernähren können.

Ganz entspannt und mit viel Genuss und Liebe zu echten Lebensmitteln. Vergiss die vegane Rohkostplatte und das gedünstete Marktgemüse – es geht auch viel leckerer. Es ist nicht nötig, alle Vorräte aus dem Haus zu verbannen oder das Haus mit ellenlangen Einkaufslisten zu verlassen, um das Mikrobiom zu unterstützen.

Brain-Bugs

Nicht nur unsere Ernährung hat Einfluss auf die Darmflora, sondern auch das Gehirn, welches in reger Kommunikation mit dem Nervensystem des Darms und unseren Darmbakterien steht. Deshalb ist die Entspannung ein Baustein der 30-Tage-Kur. Zusätzlich kann die Einnahme von Probiotika – lebenden Bakterien – in Kapselform helfen, obligatorisch ist sie aber nicht. Dazu gibt es bisher zu wenig Studien und Beweise, deshalb muss jeder für sich selbst entscheiden, ob er an die Wirkung von probiotischen Kapseln glaubt.

Das Hauptziel ist, die Darmflora aufzubauen. Mit Erreichen dieses Ziels stellen sich allerdings weitere, günstige Nebeneffekte ein, zum Beispiel die Stärkung des Immunsystems. 30 Tage sind eine sehr kurze Zeit, deshalb sind natürlich keine Wunder zu erwarten. Es treten vielleicht nur winzig kleine Unterschiede auf, die man selbst gar nicht direkt bemerkt. Etwas anderes zu behaupten wäre unseriös. Wer seinem Mikrobiom aber auch danach öfter etwas Gutes tut, wird mit der Zeit feststellen, dass es nicht bei diesen winzigen Änderungen bleibt. Die persönlichen Vorlieben passen sich an. Irgendwann stellen wir vielleicht fest, dass frisches Vollkornbrot eigentlich besser schmeckt als Brötchen aus Weißmehl, und dass wir beim Anblick einer knackigen Stange Lauch plötzlich tolle Ideen für ein Abendessen haben. Das Mikrobiom kommuniziert mit uns. Vielleicht zeigt ein gesundes Mikrobiom seinem Menschen, was gut für beide ist, wenn es stark genug ist und gehört wird.

Dieses Buch ist als Einstieg und kleine Kostprobe gedacht und macht hoffentlich Lust auf mehr: Mehr Gesundheit, gute Laune und Wohlbefinden für uns und unsere Darmbakterien. Gesundes Essen muss schmecken und Spaß machen, anstatt zu frustrieren, sonst hat das Ganze keinen Sinn.

Anti-Diät Teil 1: Relax gefälligst!

„Entspannung" ist das erste Stichwort und die erste große Aufgabe. Weg mit endlos langen Einkaufslisten, ehrgeizigem Sportprogramm, einer Tagesplanung mit fünf Mahlzeiten, strengen Regeln und dem ganzen Kram. Eine Ernährungsumstellung, die mehr Stress verursacht, als wir ohnehin schon haben, kann nicht gesund sein. Punkt.

Mikroben-Burnout

Manche Dinge fallen einem leicht, wenn man sie erstmal ausprobiert hat, andere gehören zu unseren Schwächen. Die Sache mit der Entspannung fällt mir persönlich am schwersten. Obwohl ich immer wieder merke, wie verspannt und gestresst ich durchs Leben laufe, schaffe ich es selten, mir die dringend benötigte Ruhe zu gönnen. Mit diesem Problem bin ich sicherlich nicht allein. Dabei gibt es gute Möglichkeiten, die Hektik des Alltags zumindest zeitweilig auszublenden und das Leben etwas leichter zu nehmen. Das Vermeiden oder Reduzieren von chronischem Stress ist einer der wichtigsten Punkte bei der Unterstützung des Mikrobioms, denn Stress ist wirklich schlecht für uns und unsere Mikrobenfreunde.

Nicht jeder Mensch ist gleich anfällig für Stress. Während der eine alle anstehenden Aufgaben mühelos erledigt, bricht dem anderen schon morgens beim Gedanken an den bevorstehenden Tag der Angstschweiß aus. Seit sich die Wissenschaft mit dem Mikrobiom beschäftigt, kennen wir ein paar Billionen weiterer Gründe, warum es diese Unterschiede gibt.

Darmkrankheiten und erhöhte Stressanfälligkeit hängen in vielen Fällen zusammen. Dass chronischer Stress sich „auf den Magen" schlägt, wussten wir schon lange. Dazu gibt es zwei relativ neue Erkenntnisse aus der Mikrobiomforschung. Zum einen verändert das Mikrobiom durch Stress seine Zusammensetzung, was die Sache mit „auf den Magen schlagen" erklärt. Unter Stress schüttet unser Körper bestimmte Hormone aus, und Mikrobiologen konnten nachweisen, dass diese Hormone auch in den Darm gelangen, wo sie direkt mit unseren Bakterien kommunizieren. Unsere Bakterienfreunde bekommen also in dem Moment lauter kleine SMS-Nachrichten, die sagen „Stress!", „Stress!", „Stress!"

Leider fahren anscheinend ausgerechnet die für uns schädlichen Bakterien auf diesen Stress ab, wie bei einem Heavy Metal Konzert, das neben vielen friedlichen auch ein paar rüpelhafte Besucher anzieht. Das allein wäre schon ungünstig genug für uns, zu allem Übel stacheln diese Signale unsere Bakterien aber auch noch an und machen sie aggressiver. Auch dieses Szenario kennen wir von Konzerten, auf denen es so richtig heiß hergeht. Manche dieser Bakterien können Stresshormone sogar in eine noch stärkere Form umwandeln, was den Effekt noch verstärkt. Chronischer Stress macht nicht nur ein Lebewesen generell dünnhäutiger, sondern auch seine Darmschleimhaut.

Das Ganze ist aber keine Einbahnstraße, denn umgekehrt wirkt sich auch die Darmflora selbst auf die persönliche Stressempfindlichkeit aus. Wie lässt sich diese Wirkung beweisen?

Eines der besten Mittel, die geheimnisvolle Symbiose mit unseren Bakterienfreunden zu erforschen, sind Mäuse ohne eigenes Mikrobiom, die eigens für diese Forschung gezüchtet werden. Überträgt man eine bestimmte Mikrobenmischung in ihre kleinen Mäusedärme, kann man sicherstellen, dass die entsprechenden Reaktionen tatsächlich von den Mikroben herbeigeführt werden und nicht von Mäusegenen, der Umwelt oder der

Ernährung. Diese Mäuse ohne Mikrobiom (Gnotobioten) weisen anscheinend relativ eigenartige und unnatürliche Verhaltensweisen und Eigenschaften auf. Eine dieser Eigenschaften ist eine erhöhte Stressanfälligkeit. Gnotobioten produzieren unter Stress nachweislich eine wesentlich höhere Menge von Stresshormonen als ihre normalen Artgenossen. Verabreicht man ihnen aber in der Mäusekindheit eine gesunde Mikrobiota, normalisiert sich das Verhalten dieser Mäuse. Bei erwachsenen Mäusen lässt sich leider keine Verbesserung feststellen [6], was vermutlich auch für uns Menschen eine schlechte Nachricht ist. Zu einem kleinen Teil, den wir selbst nicht beeinflussen konnten, ist der Zug bereits abgefahren.

Studien zum Thema Stress in der Schwangerschaft zeigen, dass ganz besonders die ersten Jahre unser ganzes Leben entscheidend beeinflussen, auch die Zeit vor unserer Geburt. Das Mikrobiom der gestressten Mutter unterliegt den gleichen Veränderungen wie eben beschrieben, es ändert seine Zusammensetzung und wird aggressiver. In diesem Fall wirkt sich das aber nicht nur auf die Mutter selbst aus. Neben dem Mikrobiom des Darms ist auch das Mikrobiom der Vagina von dieser Änderung betroffen. Bei der natürlichen Geburt wird das Mikrobiom der Mutter auf ihr Kind übertragen und „imprägniert" das neue Lebewesen mit Lactobazillen aus der Vagina und einer bunten Sammlung von Bakterien aus dem Darm (nähere Einzelheiten ersparen wir uns an dieser Stelle lieber). Das klingt eklig, ist aber sehr wichtig für den Säugling, dessen Mikrobiom sich nun innerhalb von drei Jahren auf Basis dieser Starterkultur entwickelt. Zu Beginn sind es vor allem Lactobazillen, die eine perfekte Verdauung der Muttermilch ermöglichen. Ausgerechnet diese nützlichen Lactobazillen sind in der Vagina einer gestressten Mutter aber stark verringert. Die Folge ist eine höhere Anfälligkeit des Kindes für Darm-Gehirn-Erkrankungen [21].

Eine mikrobiomfreundliche und stressfreie Lebensweise kann also besonders während der Schwangerschaft dazu beitragen, dem Neugeborenen den optimalen Start ins Leben zu ermöglichen. Doch auch für alle anderen kann es in jeder Hinsicht nur nützlich sein, chronischem Stress den Kampf anzusagen. Dazu gibt es viele gute Ansätze.

1000 Umdrehungen pro Minute im Hamsterrad

Die Liste der Dinge, die wir tun soll(t)en, ist lang, und das schlechte Gewissen allgegenwärtig. Wir müssen morgens um fünf aus dem Bett, WhatsApp Nachrichten bearbeiten, schnell einen grünen Smoothie trinken und dann ab zum Morgenlauf, WhatsApp Nachrichten bearbeiten, duschen, die passenden Klamotten anziehen, WhatsApp Nachrichten bearbeiten, stylen oder rasieren, Kinder aufwecken, gesunde Pausenbrote machen, Kinder zur Schule oder zur Krabbelgruppe fahren, WhatsApp Nachrichten bearbeiten, weiter ins Büro, acht Stunden arbeiten, WhatsApp Nachrichten bearbeiten, danach einkaufen, Einkäufe verstauen, den heimischen Bürokram erledigen, Handy und Tablet aufladen, Hausaufgaben überwachen, kochen, essen, WhatsApp Nachrichten bearbeiten, aufräumen, Kinder ins Bett stecken, VHS-Kurse besuchen, Nachrichten schauen (und uns dabei schlecht fühlen), noch etwas Bildendes lesen, WhatsApp Nachrichten bearbeiten und dann ab ins Bett, schnell noch sensationellen Sex mit dem Langzeitpartner haben und dann (nach angemessener Kuschelzeit) sofort in einen tiefenentspannten Zustand fallen und einschlafen, um wieder fit zu sein für den nächsten Tag.

Am Wochenende sollten wir noch mehr sporteln (jetzt haben wir schließlich mehr Zeit), aufräumen und das Haus putzen, Unkraut jäten, Sperrmüll wegfahren, unser Auto blitzeblank polieren, die Fenster putzen, den Rasenmäher reparieren, den Keller aufräumen, den Dachboden entrümpeln, zur Fußpflege gehen, etwas mit den Kindern machen, Freunde einladen, etwas Kluges zum Weltgeschehen äußern, etwas Ehrenamtliches tun, wandern oder Rad fahren, Theatervorstellungen besuchen, endlich mal wieder bei Tante/Oma/Eltern/Schwiegereltern vorbeischauen, Haare färben, zur Fußpflege gehen, Klamotten kaufen, die Steuererklärung machen und den Hund entwurmen.

Im zweiwöchigen Urlaub müssen wir einen Tag lang Koffer packen, einen Tag im Flugzeug verbringen (natürlich eingeklemmt in der Economy-Class), eine Bildungsrundreise machen, Museen besuchen, Fahrrad fahren oder Wandern, alle Freunde und Bekannten in Echtzeit auf WhatsApp und Facebook über den Status der Reise informieren, noch mehr Zeug einkaufen, damit der eben entrümpelte Keller wieder vollgestellt werden kann, Koffer wieder packen, noch einen Tag im Flugzeug verbringen, die Urlaubswäsche waschen, die Koffer wieder auf den Dachboden bringen, ein Fotobuch erstellen, noch schnell den Zaun streichen und wieder vorbereiten für die Arbeit.

Ja gehts denn noch?

Warum haben wir die Vorstellung, das alles tun zu müssen? Warum fühlen wir uns sofort schlecht, wenn wir es nicht tun? Ist es wirklich unser eigener Wunsch, so hektisch und fremdbestimmt zu leben? Oder wird uns dieser Wunsch möglicherweise täglich von Medien und Werbung mit Hilfe von professioneller Gehirnwäsche eingetrichtert?

Konsumieren ist das Zauberwort. Uns wird geraten, zu joggen oder Fitnesskurse zu besuchen. Allerdings nicht nur weil Sport gesund ist, sondern primär, weil wir dazu unbedingt den neuesten Sportschuh von Adidas und das komplette Klamottenset für den modernen Jogger samt Fitnessarmband und Handyhalterung für Sportler brauchen. Wir sollen auch nicht einfach kochen, weil es Spaß macht, sondern weil dann endlich ein sündhaft teurer Thermomix gekauft wird, der das entspannte vor dem Herd Stehen und Umrühren überflüssig macht. Mehr Zeit, die wir mit altmodischem Kochen verbringen, würde uns schließlich nur von weiteren Einkäufen abhalten. Von dieser Taktik profitieren nicht wir, sondern die Eliten, denen schon jetzt die Welt gehört, die aber immer noch mehr wollen. Und wir laufen wie Verrückte ohne Pause Tag für Tag in unserem Hamsterrad. Und gehen daran zugrunde.

Vieles von den oben genannten Dingen macht Spaß – gar keine Frage. Ich liebe Rundreisen, auch wenn sie nicht in dem Sinn entspannend sind. Andere Dinge müssen einfach tatsächlich erledigt werden, wie der Haushalt oder die Steuererklärung. Aber nicht alle, und vor allem nicht immer perfekt. Man kann auch mal fünf gerade sein lassen. Oder den Freunden nach dem Urlaub erzählen: Ich habe mich einfach nur zuhause entspannt. Ich war im Garten, habe ein paar kleine Wanderungen gemacht, mir öfter mal etwas Schönes gekocht und ein richtig gutes Buch gelesen. Wir haben beinahe ein schlechtes Gewissen, so etwas zu gestehen, während alle anderen samt Kind und Hund durch die Welt jetten. Der eine oder andere neidvolle Blick sagt allerdings eher „Das würde ich auch gern mal tun".

Entspannung ist für mich eng mit der Lektüre eines guten Buchs verknüpft, egal ob der Inhalt lehrreich, spannend oder einfach nur lustig ist. Eines meiner Bücher möchte ich, nachdem wir gerade beim Thema psychische Belastung sind, ganz besonders empfehlen. Meine Freunde haben es mir als notorischem Kontrollfreak und Dauerstress-Opfer mit einem Augenzwinkern geschenkt: "Einen Scheiß muss ich" von Tommy Jaud. Obwohl die humorvoll beschriebenen Lebensweisheiten des Helden Sean Brummel nicht bedingungslos ernstzunehmen sind, bringt es den Leser nicht nur zum Schmunzeln, sondern auch zum Grübeln. Wenn uns das nächste Mal unser Muss-Monster ins Ohr flüstert "Du musst die Küchenschränke putzen", obwohl sie eigentlich noch einwandfrei sauber sind, dann antworten wir ihm vielleicht einfach frech: "Einen Scheiß muss ich!"

Realistische Erwartungen

Immerwährendes Glück, perfekte Schönheit und eine unverwüstliche Gesundheit – laut Werbung müssen wir nur genug Geld ausgeben und uns endlich mal so richtig anstrengen, um das alles zu erreichen. Das ist natürlich kompletter Unsinn. Trotzdem wirken Film, Werbung und andere Medien so stark auf unsere leicht zu beeinflussenden Gehirne ein, dass die Vernunft sich verabschiedet und wir zu Sklaven von Idealen werden, die wir gar nicht erreichen können. Realistische Erwartungen wären dagegen wesentlich besser für uns.

Glück

Wir können nicht immer glücklich sein, auch die größten Optimisten unter uns nicht (für mich als eher pessimistisch angehauchten Menschen ist das sehr tröstlich). Stattdessen hat jeder sein persönliches Glückslevel, auf dem das Glück sozusagen hin und her pendelt. Manche Menschen sind einfach immer superglücklich. Auf einer Skala von 1 bis 10 bewegt sich ihr Level vielleicht durchschnittlich auf einer 8. In besonders glücklichen Momenten erreichen sie die 10, und in besonders unglücklichen Momenten landen sie bei einer fünf. Das sind die beneidenswerten Menschen, die in Radiosendungen 50 Euro gewinnen und daraufhin fünf Minuten lang ohrenbetäubend quietschen. Bei anderen Menschen (zu denen leider auch ich gehöre) ist das Glückslevel eher niedrig angesetzt. Wenn wir eine Million gewinnen (bisher reine Theorie), macht unser Herz einen kleinen

Satz, wir lächeln ein bisschen vor Freude und kommen an diesem Tag auf ein Glücksniveau von sieben Punkten. Mehr können wir auch unter den besten Umständen niemals erreichen.

Die Glücksforschung nimmt derzeit an, dass es zwei Faktoren gibt, die dieses Basislevel festlegen. Unsere Lebensumstände sind ein Teil davon, aber zu mindestens 50 Prozent sind unsere Gene verantwortlich [22]. Hier wird es wieder besonders interessant, denn nur ein kleiner Teil der Gene in unserem Körper ist menschlich, während ein wesentlich größerer Anteil an Genen mikrobiotischen Ursprungs ist. Würde das genetisch bedingte Glückslevel nur mit unseren eigenen Genen zusammenhängen, hätten wir im Grunde keine Chance, diesen Teil positiv zu beeinflussen. Allerdings wäre es doch sehr verwunderlich, wenn unsere Bakterienfreunde, die nachweislich unsere Gesundheit und unsere Emotionen beeinflussen, ausgerechnet in Sachen Glück nichts zu melden hätten. Logisch betrachtet, müssten glückliche Bakterien auch den genetisch bedingten Teil unseres persönlichen Glückslevels anheben können. Sicherlich wird es auch in dieser Richtung neue und aufschlussreiche Studien geben.

Unabhängig vom Basislevel gibt es aber diese Ausschläge nach oben und unten. Die Kindheit, gerade Erlebtes, soziale Interaktion und solche Kleinigkeiten wie das Wetter oder ein gutes oder schlechtes Essen lassen unsere Stimmung schwanken. Die große Kunst ist, mit diesen Schwankungen und unserem persönlichen Basislevel zu leben und beides als normal und nicht so wichtig hinzunehmen. Wir sind zufriedener, wenn wir die Gegebenheiten einfach hinnehmen können, ohne ständig zu hinterfragen, ob uns dies und das gerade froh macht und ob wir nicht eigentlich insgesamt etwas glücklicher sein sollten. Wir müssen nicht immer vor Glück und Freude strahlen, auch wenn es sich schöner anfühlt, die Werbung es behauptet und unsere Mitmenschen uns dann lieber mögen. Manchmal ist es auch in Ordnung, traurig oder schlecht gelaunt zu sein. Das macht uns noch lange nicht zu Depressions-Patienten.

Gesundheit

In Sachen Gesundheit haben wir leider ähnlich unrealistische Erwartungen. Unser unerschütterlicher Glaube an die moderne Hightech-Medizin weckt die illusorische Hoffnung auf permanente, perfekte Gesundheit. Dieser Anspruch lässt sich aber gar nicht erfüllen, auch und gerade in der heutigen Zeit nicht. Im Vergleich zu früher hat sich lediglich die Art unserer Krankheiten geändert. Infektionen, die noch vor wenigen Jahrzehnten eine tödliche Bedrohung waren, sind heute zu kleinen Ärgernissen verkümmert. Körperliche Gebrechen oder sogar schwerste Verletzungen können erstaunlich schnell und komplikationsfrei mit Hilfe der Chirurgie geheilt werden. Die Apotheke hält für beinahe jede Beschwerde ein riesiges Sortiment von Pillen, Salben und anderen Heilmitteln bereit. Pest, Cholera, Tuberkulose und andere Krankheiten, die Millionen von Menschenleben forderten, kennt man in der westlichen Welt nur noch aus Geschichtsbüchern. Die Kindersterblichkeit sinkt zum Glück weltweit immer weiter, wie die beiden folgenden Diagramme zeigen.

Kindersterblichkeit Welt

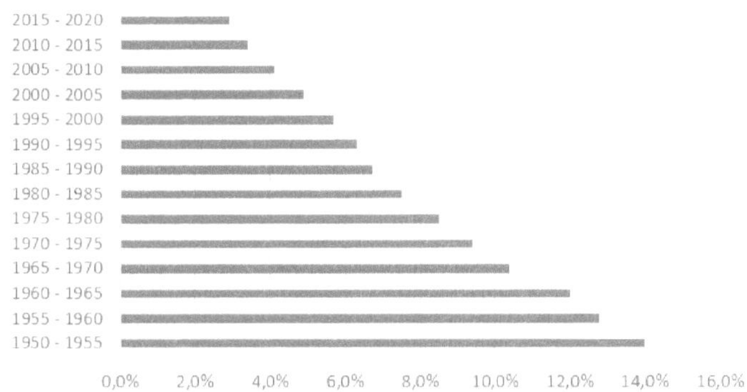

Quelle: https://population.un.org - United Nations, Department of Economic and Social Affairs, Population Division (2019). World Population Prospects 2019.

Kindersterblichkeit Europa

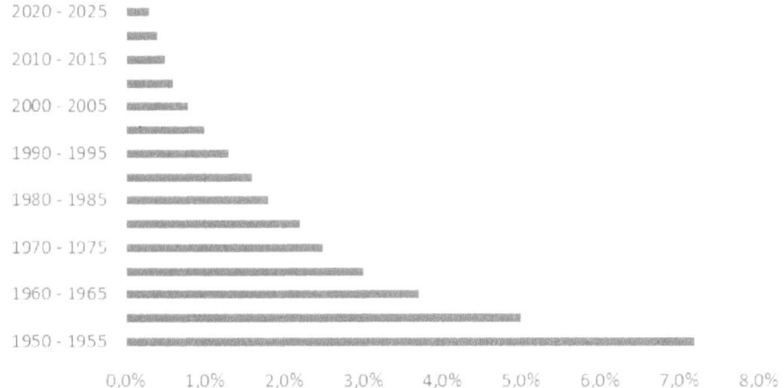

Quelle: https://population.un.org - United Nations, Department of Economic and Social Affairs, Population Division (2019). World Population Prospects 2019.

Das sind eigentlich gute Neuigkeiten. Leider hat uns die westliche Lebensweise jede Menge andere Krankheiten beschert, sogenannte Zivilisationskrankheiten. Unsere modernen Seuchen sind Adipositas, metabolisches Syndrom, Diabetes, Allergie, Nahrungsmittelunverträglichkeit, chronisch entzündliche Darmerkrankung, Bandscheibenvorfall, Alzheimer und Parkinson. Ihre Auslöser sind Bewegungsmangel, chronischer Stress, eine nicht artgerechte Ernährung, Schadstoffe und ein schwindendes Mikrobiom.

Das ist die Welt, in der wir tatsächlich leben und überleben müssen. Wir geben Unsummen für Medikamente aus, die unsere Leiden lindern sollen. Meistens bekämpfen wir aber nur die Symptome eine Krankheit, ohne die Ursache jemals zu beseitigen. Gleichzeitig löst die Einnahme dieser Medikamente andere Probleme aus, wie die üblicherweise recht lange Liste an Nebenwirkungen deutlich zeigt. Diese Art der Krankheitsbekämpfung ist äußerst lukrativ für die Gesundheitsindustrie – aber tödlich für uns.

Der Wandel unserer Lebensweise lässt sich nicht mehr rückgängig machen. Die Vielfalt von unterschiedlichen Kräutern, Samen, Pflanzen und Tieren in der Ernährung eines Wildbeuters der Steinzeit ist längst aus unserer Welt und unseren Speiseplänen verschwunden. Der größte Teil unserer täglichen Nahrung setzt sich aus wenigen Grundnahrungsmitteln zusammen, wie Weizen, Reis, Mais und Kartoffeln. Der ganze Lärm und Stress der heutigen Zeit lässt sich nur schwer vermeiden. Umweltgifte beeinträchtigen unsere Gesundheit schleichend, ohne dass wir es bewusst wahrnehmen.

Innerhalb dieses festgelegten Rahmens können wir aber unsere Lebensweise optimieren, um Zivilisationskrankheiten zu vermeiden. Wir tun schon sehr viel, wenn wir uns so gut wie möglich ernähren, möglichst viel bewegen, unnötigen Stress vermeiden und relativ giftfrei leben. Zum Thema entspannt und giftfrei leben gehört auch eine gewisse Akzeptanz von leichten Schmerzen oder Krankheiten, so unangenehm sie auch sein mögen. Gerade in fortgeschrittenem Alter, wenn mit jedem Lebensjahr ein neues Zipperlein dazukommt und sich hartnäckig an uns klammert. Nicht jedes Bazillchen in unserem Körper muss sofort mit Antibiotika niedergeknüppelt werden. Wer krank ist, gehört nicht an den Arbeitsplatz (bis zur Halskrause mit Medikamenten vollgestopft), sondern mit Tee und Wärmflasche ins Bett oder auf die Couch – Held der Arbeit hin oder her.

Aussehen

Das perfekte Aussehen ist wie der perfekte Rasen – beides ist fast unmöglich und in der Regel nur mit sehr viel Aufwand von Zeit und Geld zu erreichen, dann aber meistens nur sehr kurzzeitig. Trotzdem sind wir immer unglücklich über unser Aussehen und unsere Figur. In dem Fall muss ich „wir" etwas einschränken – es betrifft anscheinend hauptsächlich Frauen, während viele Männer mit der Figur von Obelix glauben, sie wären ein zweiter George Clooney. Liebe Männer, ich beneide euch um diese übertrieben positive Selbsteinschätzung! Davon könnten wir Frauen wesentlich mehr brauchen.

Gäbe es kein Fernsehen, keine Zeitschriften, kein Internet, keine Werbung und so weiter, dann würden wir nur die Menschen um uns herum sehen und uns schon ein klein wenig besser fühlen. Leider nur ein kleines bisschen, denn mit zunehmendem Alter entfernt man sich unglücklicherweise immer weiter von den vorgegebenen Idealen. Das ist vermutlich keine moderne Erscheinung. Ein Besucher des Louvre steht in der Skulpturenabteilung zahlreichen eher mäßig attraktiven Männern in höherem Alter gegenüber. Frauen über 30 waren aber wohl schon bei den Bildhauern der Antike unsexy. Oder das Modellieren weiblicher Falten ist einfach zu schwierig…

Wir sind ja nicht doof. Wir wissen in unserem tiefsten Inneren genau, dass diese Schönheitsideale Quatsch sind, und dass nur ein winziger Prozentsatz der Menschheit sie auch nur annähernd erreichen kann. Sogar die schönsten Menschen der Welt werden zusätzlich noch professionell geschminkt, exklusiv eingekleidet und mit viel Weichzeichner versehen, bevor die Öffentlichkeit sie zu Gesicht bekommt. Wir wissen, dass wir die unglücklichen Verlierer sind und die Konzerne, die uns teure Produkte für „mehr Schönheit" verkaufen, die lachenden Gewinner. Und trotzdem nagt es an uns, tagtäglich.

An guten Tagen stehe ich als Durchschnittsmensch vor dem Spiegel und finde, es könnte schlimmer sein, für mein Alter bin ich doch ganz gut in Schuss. An anderen Tagen gehe ich die Liste an Schönheitsoperationen durch, die ich aus meiner Sicht wirklich bitter nötig hätte. Angefangen bei einer Fettabsaugung an Beinen und Oberarmen, gefolgt von einer Ganzkörper-Hautstraffung. Danach müsste endlich meine schreckliche Hakennase dran glauben, die Nasolabialfalte würde verschwinden und ein Facial-Lifting würde meine Bulldoggen-Bäckchen in Nichts auflösen. Anschließend wären da noch die Brüste, die eine ordentliche Straffung vertragen könnten, um pornofilmreif zu sein. Ein bisschen mehr Kinn wäre auch schön, dann würde ich im Profil nicht immer aussehen wie ein Delfin. Am Ende könnte man dann noch die vielen kleinen Hautunebenheiten und ein ganzes täglich wachsendes Bündel an Besenreisern entfernen. Ungefähr so würde ich erst einmal anfangen. Vermutlich wäre eine Ganzkörpertransplantation einfacher und günstiger, ich warte noch auf geeignete Spender.

In meinen lichten Momenten frage ich mich allerdings, ob ich eigentlich vollkommen verrückt bin, an all diese Eingriffe auch nur zu denken. Nichts davon beeinträchtigt meine Gesundheit. Millionen von Frauen haben dicke Oberschenkel, Cellulite und

Hakennasen. Jeder ausgegebene Cent bedeutet weniger Freiheit, und jeder operative Eingriff bedeutet ein gesundheitliches Risiko, angefangen bei antibiotikaresistenten Keimen, die in Krankenhäusern auf uns lauern und schon bei einem kleinen Piekser zur Amputation eines Beins führen können. Zum Glück bin ich so sparsam, und zum Glück gibt es da diese lichten Momente. Die heutige Zeit bietet viele neue Möglichkeiten, und einige davon kann man durchaus nutzen, um die persönliche Lebensqualität und das eigene Selbstwertgefühl zu steigern. Im Großen und Ganzen sollten wir allerdings einfach versuchen, uns mit den Gegebenheiten anzufreunden.

Die Erwartung ist auch hier der Schlüssel zu mehr Zufriedenheit. Was kann ich mit meinem geerbten Körper, meinem Alter, der Zeit, die mir für Sport bleibt, und einer gesunden Ernährung realistischerweise erreichen? Wäre ich wirklich so viel glücklicher, wenn ich schöner oder ein paar Kilo leichter wäre? Aus der Glücksforschung ist ja bekannt, dass Glück nicht von Dauer ist. Vermutlich ganz besonders dann nicht, wenn die teuren Silikonbrüste ein Jahr später wieder zielstrebig in Richtung Erdmittelpunkt wandern. Anstatt all diese unrealistischen Erwartungen zu haben, sollten wir ganz entspannt unser Möglichstes tun und uns damit zufriedengeben. Am Ende werden wir zwar nicht perfekt, aber optimal glücklich, gesund und schön sein. Sobald ich es geschafft habe, werde ich ein neues Buch darüber schreiben…

Abschalten lernen

Ja, so weit sind wir leider schon in unserer hektischen Welt. Wir haben das Abschalten tatsächlich verlernt. Wir können gar nicht mehr anders, als immer nur Vollgas zu geben, auch wenn die Betonmauer schon in Sichtweite ist. Deshalb hilft es tatsächlich, aktiv das Entspannen zu lernen.

Yoga und Meditation

Jeder liest und hört davon, die wenigsten versuchen es: Yoga und Meditation helfen tatsächlich. Besonders Männer haben offenbar so ihre Schwierigkeiten damit, sich zum Kurs anzumelden. Sollten sie aber nicht! Mein Arbeitgeber bietet (was ich absolut toll finde!) Gesundheitskurse auf dem Firmengelände an. Anstatt sich mittags in der hektisch-lauten Kantine den Bauch vollzuschlagen, kann man bei „Yoga am Mittag" die leeren Akkus wieder etwas aufladen. In diesen Gruppen sind tatsächlich auch einige Männer, die sich dort sichtlich wohlfühlen. Also traut euch, Jungs!

Yoga ist im Gegensatz zur Meditation ein eher sportlicher Ansatz. Es geht dabei nicht nur um Entspannung und Atemtechniken, sondern auch um Kraft und Balance. Die aus Indien stammende Lehre hilft also im Zweifelsfall auch beim Hochheben des Masskrugs und beim anschließenden nach-Hause-Wackeln! gibt es auch in lustig, und zwar in unserer Gemeinde: Das lokale Bierbrauer-Traumpaar lud im vergangenen Jahr zum ersten „PEnG" ein, zur „Pillmeier Entspannungs-Gymnastik". Ich war natürlich live dabei und kann daher berichten. Das

Event fand im Garten hinter der Brauerei statt, und jeder Teilnehmer bekam „eine Halbe" Bier, die als Teil der Übung schluckweise ausgetrunken wurde. Das Übungsprogramm wurde im Stil eines bayerischen Festes erstellt. Die klassische Figur des Kriegers wurde schnell mal zum „Ober" umbenannt, der „Hund, der nach unten schaut", zum „Bierzelt". Wir haben viel gelacht, aber beim einhändigen „Tisch" (Bauchstütze) mit einem Glas Bier in der anderen Hand kam dann doch der eine oder andere ins Schwitzen.

Wer es eher ruhiger mag, sollte es mit Meditation versuchen. Man glaubt gar nicht, wie schwierig es sein kann, einfach nur entspannt und tief zu atmen und an nichts zu denken. Das Gute ist, dass beide Formen sehr nachhaltig sind. Sobald man gelernt hat, wie man sich aktiv und bewusst entspannt, kann man diese Technik jederzeit im Alltag anwenden. Beim Autofahren (in dem Fall bitte nicht mit geschlossenen Augen), im Büro oder einfach nur zuhause auf dem Sofa. Oft atmen wir den ganzen Tag lang nur flach und mit nach vorne gesackten Schultern. Die Schultern straffen, das Gehirn ausleeren und ein paar tiefe, bewusste Atemzüge nehmen – und schon dreht sich das Hamsterrad ein kleines bisschen langsamer.

Sich entspannen lassen

Yoga und Meditation sind aktive Methoden, um sich zu entspannen. Es gibt aber auch passive Methoden, die natürlich etwas komfortabler sind. Dazu gehören Wellness-Massagen und andere Wohlfühl-Momente wie Gesichtsbehandlungen, Fußpflege, ein Schaumbad oder was auch immer einem guttut.

Massagen sind nicht gerade in die Gruppe „Schnäppchen für den kleinen Geldbeutel" einzuordnen. Es sei denn, man hat einen fleißigen Partner mit kräftigen Daumen und etwas Geschick und Einfühlungsvermögen. Aber gerade während dieser kleinen Anti-Diät ist es gut investiertes Geld, sofern die Ausgabe kein zu schmerzhaftes Loch in der Haushaltskasse hinterlässt. Ansonsten lässt sich vielleicht doch mit dem Partner oder einer Freundin ein kleiner Deal aushandeln.

Es gibt noch eine Alternative zu den starken Daumen des Partners und den teuren Anwendungen beim Profi. Büromenschen (besonders diejenigen, die sich am Wochenende und nach Feierabend auch noch als Autor betätigen) kennen den chronisch verspannten Nacken und den schmerzenden Bereich zwischen den Schulterblättern nur zu gut. Deshalb gibt es nichts entspannenderes als sich abends eine Viertelstunde hinzusetzen und diese Verspannungen kräftig durchkneten zu lassen. Am besten so oft man möchte und ganz ohne Betteln und das berühmte Stöhnen nach drei Minuten „Auaaaa, mir tun die Daumen weh!". Das elektronische Nackenmassagegerät macht es möglich.

Ich muss gestehen, ich hätte es mir niemals selbst gekauft. Solche Geräte wandern bei mir normalerweise in die geistige Schublade „Sch...nickschnack, den die Welt nicht braucht". Aber dieses war eines der besten Geschenke, die ich jemals bekommen habe. Qualität hat auch hier ihren Preis, zahlt sich aber definitiv aus. Das Gerät knetet mit kräftig kreisenden Bewegungen, die sich anfühlen wie beim Profi, die verspannten Bereiche durch. Diese abendlichen Massagen sind kleine Inseln der Entspannung.

Persönliche Auszeit

Man plant ja alles Mögliche im Leben ein, zumindest wenn man so ein kleiner Kontrollfreak und Workaholic ist wie ich. Das Aufstehen, die Arbeit, die notwendigen Einkäufe, den verhassten Hausputz, Verabredungen mit Freunden, und so weiter. Das einzige, das dabei dummerweise immer wieder auf der Strecke bleibt, ist die Zeit für uns selbst. Vielleicht ist es keine schlechte Idee, auch Auszeiten einzuplanen, anstatt nur darauf zu hoffen, dass das Werkeln irgendwann ein Ende hat und wir uns danach endlich auch etwas Ruhe gönnen können.

Ich persönlich bin Spezialist darin, meine eigene Arbeitsleistung zu überschätzen. Sollte jemand, der wie ich aussieht, jemals realistische Tagespläne entwerfen, kann dieses Wesen ganz schnell als Gestaltenwandler oder Alien enttarnt werden. Meine Pläne sehen im Allgemeinen etwa so aus: Ich stehe um sieben Uhr auf und backe frisches Brot. Nach dem Frühstück könnten wir in den Naturpark fahren (einfache Fahrzeit: eineinhalb Stunden) und ein paar Stunden wandern, auf dem Rückweg noch einkaufen und dann abends die geplante Grillfeier mit Freunden geben. Realität war an dem Tag: Das Wandern fiel aus Vernunftgründen aus, der Einkauf dauerte zwei Stunden, und den Rest des Tages verbrachte ich in der Küche beim Vorbereiten diverser Salate, grillbarer Köstlichkeiten und des unansehnlichsten Tiramisus, das die Welt je gesehen hat. Dieser Tag war übrigens mein Geburtstag, und den genauen Grund für das Tiramisu-Desaster kenne ich bis heute nicht. Ein weiterer Klassiker meiner persönlichen Planungsgeschichte: „Vormittags streiche ich schnell mal die Wände im Schlafzimmer und nachmittags gehe ich dann ein bisschen in den Garten und lese." An dem Tag stand ich um acht Uhr abends noch immer mit der Malerrolle in der Hand im Schlafzimmer.

Für heute hatte ich mir vorgenommen, bis 15:00 Uhr zu schreiben und dann noch für zwei Stunden ein Buch zu lesen, bevor ich mich ans Brotbacken mache und danach das Abendessen koche. Eigentlich wollte ich irgendwann dazwischen auch noch den Hausputz erledigen. Es ist jetzt 15:11 Uhr, den Hausputz lasse ich bis morgen warten, und jetzt fahre ich den PC herunter und lese meinen Krimi weiter. Bis bald!

Leichte Bewegung

Sport ist natürlich immer gut, aber wir sind schließlich noch immer im Kapitel „Relax gefälligst!" – und dafür ist leichte Bewegung dann doch hilfreicher als Downhill-Biken. Wir Bayern leben ja gern nach der Devise „viel hilft viel". Diesem Motto folgend, dachte ich früher immer, ich müsste möglichst anstrengenden Sport treiben, damit ich fit bin. Ein bisschen was Wahres ist da natürlich schon dran. Sport - und zwar der böse, echt anstrengende Sport mit ekelhaft viel Schweiß und einem fetten Muskelkater an den nächsten zwei Tagen - ist leider das einzige mir bekannte Mittel, um ein paar Muckis aufzubauen. Allerdings ist es nicht ideal, von null auf hundert durchzustarten. So manches schmerzende Knie erinnert seinen Besitzer für den Rest seines Lebens daran. Vor allem am Anfang, aber auch zwischendurch ist Bewegung ohne Herzinfarkt-Gefahr oft die bessere Alternative. Ganz besonders im Kapitel „Relax gefälligst"…

Dann gilt es nur noch herauszufinden, was einem am meisten Spaß macht (oder zumindest am wenigsten nervt). Der eine zieht gern mit dem Rucksack auf dem Rücken durch die Wälder, der andere tanzt vielleicht lieber beschwingt durchs Leben. Andere versüßen sich die schweißtreibenden 35 Grad, die uns der Sommer manchmal beschert, mit einem Sprung ins kühle Nass. Auch ein Spaziergang in der Umgebung ist jederzeit drin, ohne große Planung und irgendwelche Kosten. Alles davon ist nicht nur gut für den Körper, sondern hilft auch dem Gehirn dabei, einen Gang zurückzuschalten. Zum Beispiel bei einer Wanderung, während wir uns auf einen gleichmäßigen Schritt und eine tiefe Atmung konzentrieren und die Umgebung bewusst wahrnehmen. Bewegen der Maus, Umblättern von Buchseiten und Zappen mittels Fernbedienung zählen übrigens nicht als „leichte Bewegung", tut mir leid!

Anti-Diät Teil 2: Freundschaft mit dem Mikrobiom

Bei aller Begeisterung für das Mikrobiom und seine vielversprechenden Möglichkeiten sollten wir uns dessen bewusst sein, dass die zugehörige Forschung noch in den Kinder-schuhen steckt. Es gibt noch viel zu tun, bevor sich mit Sicherheit sagen lässt, wie das Mikro-biom und unser Körper zusammenarbeiten und welche weiteren Einflüsse mit im Spiel sind.

Genussvoll essen für das Mikrobiom

Trotz gewisser Unsicherheiten ist auch jetzt schon sicher, dass eine möglichst große Bakterienvielfalt essenziell für die menschliche Gesundheit ist, und dass eine ballaststoffreiche Ernährung diese Vielfalt unterstützt. Unsere Ernährung ist einer der Hebel, die wir ansetzen können, während wir auf viele andere Dinge wie Umweltgifte, unsere ersten drei Lebensjahre oder unsere gesundheitliche Vorgeschichte, keinen Einfluss haben.

Die Anti-Diät besteht nicht darin, zwanghaft Gesundheitsregeln zu befolgen. Das Ziel ist, mit gutem Essen, Spaß am Kochen und der Liebe zu frischen Produkten ganz entspannt unser Mikrobiom zu unterstützen. Um dieses Ziel zu erreichen, sollten wir einfach ein wenig offen sein und das eine oder andere ausprobieren, vielleicht in verschiedenen Zubereitungsarten und Kombinationen, aber ganz ohne Zwang. Seit 1890 versuchen Eltern ihre Sprösslinge zum Verzehr des verhassten Spinats zu überreden, obwohl der angeblich phänomenale Eisengehalt sich später als Fehlanalyse entpuppte. Spinat ist lecker und enthält, wie eigentlich jedes Gemüse, jede Menge andere nützliche Inhaltsstoffe, aber die Sache mit dem Eisengehalt war schlicht und ergreifend Humbug. Allerdings sollten wir eher nicht darauf hoffen, dass die Wissenschaft eines Tages Pommes, Buttercremetorten und Schweinehaxen als gesundheitsfördernd einstuft...

Der Hauptbestandteil einer gesunden Ernährung - und darin sind sich immerhin so gut wie alle Ernährungstrends einig - sind Gemüse, Hülsenfrüchte, Obst und Vollkornprodukte. Letztere sind seit der großen Weizen-Hysterie etwas in Verruf geraten, allerdings ist auch hier die Frage, wem diese allgemeine Panik am meisten nützt. Nach dieser Aufzählung haben besonders die Gemüseverweigerer unter uns sofort grauenhafte Bilder von halbrohem, ungewürzten und nur leicht gedämpften Gemüse vor Augen. Und genau da liegt das Problem. Ein lebensfroher Mensch, der gern isst und vielleicht im Lauf der Zeit ein paar Pfündchen zu viel angesammelt oder Probleme mit dem Verdauungssystem hat, entschließt sich zu einer gesünderen Ernährung. Er beginnt, meistens „ab nächster Woche", eine Diät. Die Zeit davor verbringt er wie der Delinquent in der Todeszelle, vertilgt das letzte Stück Torte und tröstet sich fatalistisch mit dem Gedanken an ein besseres Leben nach der Prozedur. Nach ein paar Tagen kann das Diätopfer kein Gemüse mehr sehen und ergibt sich in sein Schicksal mit dem Gedanken „Ich will leben, aber doch nicht SO!"

Gesunde Lebensmittel müssen aber gar nicht schmecken wie Füße. Gut gewürzt und mit ein bisschen Käse, Kokosmilch oder einem Schuss Sahne ist es noch immer Gemüse, und es bleibt auch gesund. Sogar wenn Gemüse zu lang gegart wird und seine Vitamine verlorengehen, enthält es noch immer Ballaststoffe. Der Anteil an „möglicherweise nicht so günstigen" Bestandteilen, wie tierischen Fetten, ist bei Gemüse mit Käse oder Sahne zwar nicht null, aber doch erheblich kleiner als bei Currywurst mit Pommes. Gemüse oder auch die langweiligen Linsen schmecken dann plötzlich überraschend lecker und landen anschließend öfter auf dem Speiseplan, und zwar, weil sie schmecken, und nicht, weil „wir mal wieder Linsen essen sollten". Sollte sich irgendwann herausstellen, dass sich wieder einmal jemand verrechnet hat, wie beim Eisengehalt des Spinats, dann kann uns das vollkommen egal sein. Denn wir haben in all der Zeit nur eins getan: Lecker und entspannt gegessen.

Dem Leser, der die Buchbeschreibung vor dem Kauf gründlich gelesen hat, schwant bereits, dass ihn keine grammgenau ausgefeilte Liste an Rezepten erwartet, wie in den bereits erwähnten Diäten. Die Mikrobiom-Anti-Diät schreibt niemandem vor, wie, was, wann und wie viel er essen soll. Das wäre auch vollkommen unsinnig. Ich kenne als Autor weder das Gewicht, noch die Ernährungsgewohnheiten, noch den Bewegungsdrang (oder auch Couchdrang) meiner Leser. Zwei Menschen, die dieses Buch gerade in der Hand halten, haben mit Sicherheit nicht denselben Tagesablauf oder exakt die gleichen Vorlieben.

Die meisten Menschen fühlen sich wohl, wenn ihnen jemand ganz exakte Anweisungen gibt. Wir möchten von Natur aus klare Regeln haben und befolgen, um uns gut und erfolgreich zu fühlen. Regel befolgt, Haken dran. Wahrscheinlich ist das einer der Gründe, warum so viele Menschen nach einer Diät wieder zunehmen. Bei einer Diät mit streng vorgegebenem Programm werden zwar für eine gewisse Zeit gewisse Regeln befolgt, der Lerneffekt bleibt aber leider auf der Strecke. Sobald diese Vorgaben wegfallen, kehren wir gern wieder zu den alten Gewohnheiten zurück. Die meisten Programme sind zudem sehr aufwändig und lassen sich kaum mit einer ganztägigen Berufstätigkeit vereinbaren. Sie beginnen mit einer ellenlangen Einkaufsliste, wobei man im Rezept um Himmels Willen nicht gleich die ganze Paprika verwenden darf, sondern nur 87,5 Gramm davon. Mindestens dreimal am Tag ist eine Mahlzeit aus möglichst vielen exotischen und nur in Großstädten oder bei ostgotischen Eingeborenenstämmen verfügbaren Zutaten zuzubereiten. Allein deshalb breitet sich eine gewisse Erleichterung aus, wenn die zwei Wochen Brigitte-Diät (oder eine beliebige andere Diät) vorbei sind, die Einkaufsliste wieder schrumpft und keine 67,5-Gramm-Reste von Paprikaschoten mehr im Kühlschrank liegen. Auch die Vorschriften zur Dimension eines Essens sind nicht pauschal anwendbar. Wer sich viel bewegt oder eine Mahlzeit ausgelassen hat, hat zu Recht Hunger und darf auch ordentlich zugreifen.

Mengenangaben in Rezepten aller Art, auch in ganz normalen nicht-Diät-Rezepten, sind grundsätzlich nicht schlecht. Sie geben einen guten Anhaltspunkt, und es ist ganz hilfreich, sich grob danach zu richten. Noch besser ist es aber, ein Gefühl für Sättigung und angemessene Mengen zu entwickeln. Mit dem Berg von industriell verarbeiteter Nahrung, an den wir uns gewöhnt haben, ist uns dieses Sättigungsgefühl völlig abhandengekommen. Wir kochen zu viel, und anschließend essen wir zu viel. Nebenher wird dann noch gern „gesnackt", weil alles jederzeit leicht verfügbar ist. Eine der Faustregeln von Michael Pollan ist wirklich interessant: "Essen Sie so viel Junkfood, wie Sie wollen – solange Sie es selbst zubereiten" [23]. Wohlgemerkt: Es ist eine Faustregel! Natürlich stellen wir nicht alles was wir essen selbst her. Ganz besonders nicht unsere Süßigkeiten. Die einzigen Küsschen, die ich heutzutage noch bekomme, stammen auch von Ferrero. Der Gedanke ist aber schon hilfreich. Würde ich jetzt ein Stück Kuchen essen, wenn ich ihn selbst backen müsste? Oder esse ich ihn nur, weil ich gerade in der Bäckerei stehe und dort die vielen leckeren Kuchen und Torten in der Auslage liegen?

Schnelle Übersicht: Like oder Dislike?

Nach viel Einleitung kommen wir jetzt endlich zum Punkt (das hat ja ganz schön lang gedauert). Wie machen wir jetzt weiter mit unserer Mikrobiom-Anti-Diät?

Wir haben jetzt hoffentlich eine Vorstellung davon, wie eine mikrobenfreundliche und entspannte Ernährung aussehen könnte, und was die größten Probleme unserer westlichen Ernährung sind. Nach der vielen Schreibarbeit finde ich, dass ich etwas mehr von meinen Lesern verlangen darf, als nur Regeln zu befolgen: Mut, Offenheit und Kreativität! Ich bin eigentlich kein Facebook-Fan, aber ein Fan der zwei kurzen, aber alles sagenden Wörter Like und Dislike. Deshalb wende ich sie auch für den kleinen Einstieg in die Mikrobiom-Anti-Diät an.

Like

- Pareto beachten. Es hat wirklich keinen Sinn, alles perfekt machen zu wollen. Genießen wir die 20 Prozent, die einfach liegenbleiben dürfen, und stecken die Energie in andere wichtige Dinge.

- Entspannung lernen.
- Expertise in Sachen Lebensmittel aufbauen.
- Mit Respekt vor Mensch, Tier und Umwelt einkaufen.
- Neues (oder auch sehr altes) ausprobieren.
- Industrieprodukte durch richtige Lebensmittel ersetzen.
- Essen nach dem eigenen Lebensrhythmus.
- Zufriedenheit beim Aussuchen und Kochen von echten Lebensmitteln erleben.
- Vielfalt ins Leben bringen, mit einem gesunden Mix an Ballaststoffen und Vitaminen für unsere Bakterienfreunde.
- Sich beim Genuss eines leckeren Essens, das man ganz ohne Industrieprodukte hergestellt hat, im Erfolgserlebnis sonnen.
- Ein wenig Mut und Forscherdrang entwickeln, um ein paar alte Gewohnheiten zu ändern.
- Sich die Zeit nehmen, Bauernmärkte und andere regionale Einkaufsmöglichkeiten in der Umgebung zu erkunden, anstatt durch den gewohnten Supermarkt zu flitzen und mit einem Berg von plastikverpacktem Zeug aus Neuseeland, Chile und Indien nach Hause zu kommen.
- Lieblingsgerichte mit Gemüse und Vollkorn aufpeppen.
- Ab und zu etwas weniger als sonst kochen und stattdessen einen frischen Salat oder eine Portion Gemüse als Beilage zubereiten.
- Dem Darm genügend Zeit für die automatische Selbstreinigung lassen.
- Kleine Sünden ohne Reue genießen.
- Bewegung mit Spaß und viel Abwechslung.

Dislike

- Krampfhaft Gewicht verlieren wollen. Dünner ist nicht zwangsläufig auch gesünder, oft sogar das Gegenteil.

- Nieder mit Verboten! Es darf alles gegessen werden - mit Bedacht und der Überlegung, ob es vielleicht mit ein paar mikrobiomfreundlichen Komponenten aufgepeppt werden kann.

- Zwang. Niemand muss etwas hinunterwürgen, vor dem ihm graut. Wenn dieses Grauen sich allerdings auf die gesamte Bandbreite von Gemüse, Obst und Vollkornprodukten erstreckt, wird es ein bisschen schwierig.

- Stress. Auf der Packungsbeilage von Stress sollte ganz klar stehen: „Schlecht für das Mikrobiom und tödlich für seinen Menschen".

- Zwanghaft geregelte Mahlzeiten. Wenn wir weniger künstliche Appetitanreger wir zu uns nehmen, stellt sich irgendwann wieder ein gesundes Gefühl für Hunger und Sättigung ein. Ab dann ist es wesentlich geschickter, nur zu essen, wenn wir wirklich Hunger haben. Oder eine Mahlzeit auszulassen, wenn wir noch satt sind. Grundregel Nr. 57 von Michael Pollan: „Wenn Sie nicht hungrig genug sind, um einen Apfel zu essen, haben Sie keinen Hunger."

- Sich entmutigen lassen. Unser Körper ist keine Maschine, sondern ein Mysterium. Er ist geheimnisvoll und rätselhaft, und seine Reaktionen sind oft unvorhersehbar. Auf dem Weg zum Leben mit dem Mikrobiom geht es vorwärts, seitwärts oder auch mal rückwärts. Das ist ganz normal und kein Grund, das Handtuch (oder auch die Gabel) hinzuwerfen.

- Low-Carb-Pizza & Co. Ja, man kann sie einmal ausprobieren – interessehalber. Ansonsten gilt: Wenn du Pizza möchtest, dann iss doch einfach Pizza! Selbstgemacht, eventuell sogar mit Vollkornanteil im Teig und Gemüse im Belag, ist sie ein Genuss, den wir uns ab und zu gönnen sollten. Wenn du im Restaurant Lust auf Pizza hast – pfeif auf die Kalorien und genieße sie! Lieber ab und zu eine echte Pizza genießen (mit richtig fettem Käse und den ganzen fiesen Kohlenhydraten) und an den anderen Tagen ein bisschen sparen, als ständig verzweifelt nach Lösungen für kalorienarme Pizza suchen, die am Ende irgendwie doch nicht glücklich macht.
- Ungeduld. Ja, wir alle wollen gesund, glücklich und schlank sein. Und zwar sofort! Nur klappt das leider nicht, es sei denn wir treffen zufällig auf die gute Fee. Das Leben ist ein einziger Lernprozess, der erst mit dem Tod endet. Genießen wir es!

Das waren ganz in Kürze die wenigen Grundprinzipien der Anti-Diät. Eigentlich könnte es jetzt schon losgehen.

Aber so ganz ohne eine Idee und nur mit ein paar Likes und Dislikes ausgestattet, ist der Start natürlich nicht gerade leicht. Ein wenig genauer möchten wir es dann doch wissen. Deshalb folgen nun ein paar Details zu den Kurztipps, die man ganz entspannt und ohne Zwang einhalten kann, oder auch nicht, oder einfach nur ab und zu. Wo es Regeln gibt, gibt es auch immer Ausnahmen, die noch niemanden umgebracht haben (zumindest nicht unmittelbar).

Nieder mit dem Esstremismus!

Ja, das Wort ist richtig geschrieben, die Rechtschreibprüfung hat hier nicht versagt. Als "Esstremismus" bezeichne ich die Art und Weise, wie Essen heutzutage zur Religion und zum immerwährenden Streitthema ausartet. Jedes Jahr ein neuer Trend, es muss immer extrem (oder auch "esstrem") sein, und in den Foren wird heftig diskutiert und gestritten, ob man dies oder das essen darf, ohne die allgemeine TÜV-Zulassung als Veganer/Paleo-Fan/Low-Carb Anhänger zu verlieren. Vielseitigkeit ist unsere stärkste Waffe im Kampf für unsere Gesundheit. Diese Waffe legen wir freiwillig aus der Hand, wenn wir ganze Lebensmittelgruppen aus unserem ohnehin schon eingeschränkten Speiseplan verbannen, nur weil sie gerade nicht trendy sind.

Meiden von Industrieprodukten

Während der Anti-Diät und danach sollten wir "nahrungsähnliche Substanzen" (frei nach Michael Pollan) möglichst meiden. Am Anfang ist es nicht ganz einfach, weil viele Nahrungsmittel von uns gar nicht bewusst als Industrieprodukte wahrgenommen werden. Sobald wir aber eine höhere Sensibilität dafür entwickeln, stellen wir automatisch immer mehr Lebensmittel und Zutaten selbst her, anstatt sie fertig zu kaufen.

Eine sehr gute Hilfestellung sind die Grundregeln in Pollans Buch "Essen Sie nichts, was Ihre Großmutter nicht als Essen erkannt hätte" [23]. Das gilt auch für die Zutaten. Ich koche überdurchschnittlich oft und verwende frische Lebensmittel. Trotzdem sind mein Kühlschrank und die Küchenschränke noch voll mit industriell gefertigten Produkten. Manche davon sind unbedenklich, wie zum Beispiel Joghurt, Frischkäse oder meine Thai-Currypaste, die nur Gewürze und Zutaten enthält, die ich ohnehin verwenden würde. Dann gibt es solche Dinge wie Ketchup. Mir ist in vollem Umfang bewusst, dass mit der Flasche Ketchup eine Zuckerbombe vor mir steht. Ich esse es aber so selten, dass es aus meiner Sicht auch wieder in Ordnung ist. Bei anderen Sachen lese ich irgendwann einmal die Liste an Zutaten durch und erschrecke. Ich versuche dann, diese Nahrungsmittel selbst herzustellen oder sie nur sehr selten zu verwenden.

Wenn sich in der Zutatenliste Zahlen-Buchstaben-Kombinationen oder unaussprechliche Wörter mit sehr vielen X und Ypsilons befinden, schaden sie uns und unseren Bakterienfreunden mit hoher Wahrscheinlichkeit. Die Zulassung von all diesem chemischen Zeug fand in einer Zeit vor der Entdeckung des Mikrobioms statt. In der EU sind rund 320 Zusatzstoffe zugelassen [24]. Die meisten dieser Zutaten werden für mehr (künstlichen) Geschmack, längere Haltbarkeit oder eine bessere Konsistenz hinzugefügt. Solche Zusatzstoffe sind zum Beispiel Süßungsmittel, Farbstoffe, Konservierungsstoffe, Antioxidationsmittel, Säuerungsmittel, Emulgatoren, Stabilisatoren oder Backtriebmittel. Viele von ihnen dürfen in unbegrenzter Menge verwendet werden, mit der kleinen, unverbindlichen Empfehlung, „gerade so viel Zusatzstoff zuzusetzen, wie erforderlich ist, um die gewünschte Wirkung zu erzielen" (quantum satis). In der EU ist seit 2003 die Europäische Behörde für Lebensmittelsicherheit (EFSA) für die gesundheitliche Bewertung von Zusatzstoffen zuständig. Bei einem kleinen kritischen Blick auf die EU und den massiven Lobbyismus in deren Parlament und Kommission wird sehr schnell klar, wer in der EU tatsächlich entscheidet, was angeblich unbedenklich ist und in welchen Mengen. Einigen Zusatzstoffen wird zu Recht eine äußerst schädliche Wirkung nachgesagt, die im Zeitalter des Mikrobioms wissenschaftlich nachweisbar ist.

Mit Emulgatoren soll zum Beispiel eine bessere Konsistenz von Produkten erreicht werden. Sie werden verwendet, um zwei Substanzen dauerhaft miteinander zu verbinden. Beim Mixen eines hausgemachten Salatdressings muss man ganz schön lang quirlen, um eine homogene Flüssigkeit zu erhalten. Steht das Dressing ein Weilchen herum, schwimmt das Öl wieder munter obenauf und wir haben einen Tequila Sunrise aus Öl und Essig vor uns stehen. Mit Emulgatoren wäre das nicht passiert. Leider können schon geringe Mengen dieser Emulgatoren, und zwar weit unter der gesetzlich zugelassenen Menge, unseren Darm schädigen. Das wissenschaftliche Team um Andrew Gewirtz konnte beweisen, dass Darmbakterien nach der Zufuhr einer handelsüblichen Menge an Emulgatoren eine ungesunde Fähigkeit entwickeln. Sie können die schützende Schleimschicht zwischen Bakterien und Epithelzellen der

Darmwand überwinden und damit subklinische Entzündungen, entzündliche Darmkrankheiten und Adipositas begünstigen [25]. Gnotobioten, Mäuse ohne eigenes Mikrobiom, reagieren interessanterweise nicht auf die verabreichten Emulgatoren. Das zeigt deutlich, dass die schädliche Wirkung über eine negative Beeinflussung des Mikrobioms ausgelöst wird.

Emulgatoren sind in vielen industriell hergestellten Lebensmitteln enthalten und müssen nicht allgemeinverständlich ausgewiesen werden. Sie verstecken sich hinter zahlreichen E-Nummern, wie zum Beispiel E322 (Lecithin) oder E472 (Diacetylweinsäureglyceride). E472 ist einer der Emulgatoren, die für alle Lebensmittel zugelassen sind und ohne Höchstmengenbeschränkung eingesetzt werden dürfen.

Emulgatoren werden zum Beispiel in folgenden Lebensmitteln verwendet:

- Brot und Backwaren (verbesserte Wasserbindungsfähigkeit des Mehls, Kneteigenschaft, Porenbildung und Volumen)
- Joghurtgetränke (Stabilisierung von Eiweißpartikeln für eine sämige Konsistenz)
- Margarine und Frittierfette (Stabilisierung der Struktur für Spritzschutz beim Erhitzen)
- Schokolade (Verbesserung der Fließfähigkeit)
- Desserts (Schaumigkeit)
- Soßen (Verbindung von Fett und Wasser)
- Low-fat-Produkte (sämige Konsistenz)

Angesichts dieser Liste nehmen wir offensichtlich im Laufe unseres Lebens reichlich Emulgatoren zu uns. Das beste Mittel, die Aufnahme zu reduzieren: Finger weg von industriell hergestellter Nahrung – wann immer möglich.

Künstliche Süßstoffe sind ein weiteres Beispiel von schädlichen, aber massenweise eingesetzten Nahrungszusätzen. Sie sind in vielen Industrieprodukten enthalten und werden auch privat gern als Zuckerersatz verwendet. Der gesundheitliche Nutzen ist allerdings nicht hinreichend erwiesen, im Gegensatz zu den schädlichen Auswirkungen, die sich vom metabolischen Syndrom (Störungen im Zuckerstoffwechsel, Übergewicht, Fettstoffwechselstörungen und Bluthochdruck) bis zur Ausbildung einer Glukose-Intoleranz erstrecken. Im Zeitalter des Mikrobioms weiß die Wissenschaft mehr über die Ursachen. Der Verzehr von künstlichen Süßstoffen senkt die Anzahl von Bacteroides-Arten im Darm. Der gleiche Effekt macht dünne Labormäuse dick. Die Bakterien produzieren unter dem Einfluss künstlicher Süßstoffe andere Stoffwechselprodukte und versorgen ihren Menschen mit mehr zusätzlichen Kalorien in Form von kurzkettigen Fettsäuren [26]. Beim Versuch, durch Süßstoffe abzunehmen, geht der Schuss also gewaltig nach hinten los.

Ballaststoffe - Essen mit Biss

Ballaststoffe sind der Kern unserer Mikrobiom-Kur. Wie allerdings im Kapitel "Winds of Change" ausgeführt, können diese

Ballaststoffe einige unangenehme und peinliche Nebenwirkungen haben, wenn man noch nicht an sie gewöhnt ist. Nach meiner ersten Erfahrung mit Flohsamen hätte ich ein Lied davon pupsen, äh, singen können. In dem Fall empfiehlt es sich, die Ballaststoffzufuhr erst einmal zu reduzieren und sie ganz geduldig schrittweise zu erhöhen.

Unsere Ballaststoffe sollten zu einem großen Teil aus Gemüse und verschiedenen Hülsenfrüchten stammen und zu einem kleineren Teil aus Getreide. Das hat nichts mit der Angst vor Gluten zu tun. Die aktuelle Hysterie um Weizen und anderes Getreide ist mit Sicherheit maßlos übertrieben und dient vor allem finanziellen Interessen. Warum nur drei Euro für fünf Pfund Weizenmehl verdienen, wenn der Käufer auch zwölf Euro für 500 Gramm Maniokmehl (whatever it is) bezahlt? Es ist aber dennoch wahrscheinlich, dass unser Körper nicht auf die großen Mengen an Getreideprodukten, die wir heutzutage genussvoll vertilgen, vorbereitet ist. Besonders der Weizen wurde als das am meisten genutzte Getreide im Lauf der Zeit auch am stärksten manipuliert und überzüchtet, was sicherlich zu seinem schlechten Ruf beiträgt. Deshalb sollte aber niemand komplett auf Getreideprodukte verzichten, sogar wenn er speziell dem Weizen angesichts diverser Kampagnen misstrauisch gegenübersteht. Es sei denn, er leidet an einer ärztlich bescheinigten Zöliakie oder Glutenunverträglichkeit. Es gibt zahlreiche Alternativen zu Weizen, und wir können sie als Ersatz oder auch zusätzlich nutzen, um mehr Vielfalt in unsere Ernährung zu bringen. Allerdings auch dann in Maßen. Man gewöhnt sich aber relativ schnell daran, nicht zu jeder Mahlzeit Brot zu essen und den Genuss von Kuchen, Keksen & Co von der Regel zur köstlichen Ausnahme zu machen.

Wenn wir Weißmehl durch Vollkornmehl ersetzen und polierten Reis durch Naturreis, bleibt mehr Futter für unsere Bakterien übrig. Um Goscinny und Uderzo zu zitieren: „Ganz Gallien? Nein!" Auch hier gilt Pareto. Lebensmittel wie zum Beispiel leckeres Baguette haben ebenfalls eine Daseinsberechtigung und müssen wirklich nicht verteufelt werden. Allerdings gibt es auch hier wieder "gutes" Baguette, das man entweder selbst backt oder beim traditionellen Bäcker kauft, und "nicht so gutes", das eingeschweißt im Supermarkt liegt. Selbstgebackenes Baguette enthält: (Bio-)Mehl, Wasser, Hefe (<10g), Salz. Das Baguette von Lieken enthält: Weizenmehl, Wasser, Salz, Hefe, Dextrose, E262 (Natriumacetat).

Esst mehr Zucker

Es gibt keine Kampagnen mit dem Titel "Esst mehr Zucker". Wahrscheinlich deshalb, weil es wirklich keinerlei Zweifel gibt, dass Zucker rundherum ungesund ist. Andererseits kann man zwar ohne Schokolade, Kuchen und köstliche Desserts leben, es lohnt sich aber nicht. Man kann aber einiges tun, um zumindest einen Teil des schädlichen Zuckers einzusparen – ohne dabei ganz spartanisch Verzicht zu üben. Allein durch das Meiden von Industrieprodukten lässt sich eine Menge Zucker einsparen. Deren Herstellung folgt nämlich einer sehr absurden Logik. Fertigprodukte, die wir gar nicht als süß wahrnehmen, enthalten oft große Mengen von Zucker, während Produkte, mit denen wir unseren Hunger nach Süßem stillen möchten, stattdessen künstliche Süßstoffe enthalten.

Auch bei der Getränkewahl kann sehr viel Zucker eingespart werden. Es ist gar nicht so schwer, den Zucker in Kaffee oder Tee nach und nach zu reduzieren und vor allem auf zuckerhaltige Getränke wie Limonade, Cola oder auch Säfte weitgehend zu verzichten. Man gewöhnt sich relativ schnell daran, besonders im Hinblick auf die Belohnung. Durch die Ersparnis kann man sich nämlich ganz ohne schlechtes Gewissen ab und zu ein köstliches Stück Schokoladentorte gönnen, obwohl sich seine einzige gesundheitsfördernde Wirkung auf die Ausschüttung von Endorphin und Dopamin beschränkt. An dieser Stelle könnte mein Freund Hans einen kleinen Vortrag zu seiner Endorphin-Theorie halten, und vermutlich liegt er damit gar nicht so falsch. Wer verbissen auf alles verzichtet und versucht, 100 Prozent gesund zu leben, tut seiner Gesundheit bestimmt keinen Gefallen.

Deshalb ist unser Pareto-Ziel, Zucker überall dort zu reduzieren wo er nicht zwingend notwendig ist, ganz besonders in Lebensmitteln, die eigentlich gar keinen Zucker beinhalten sollten. Für die Lust nach Süßem: Lieber Zucker in Maßen als Süßstoff in Massen genießen.

Qualität statt Quantität bei Steak und Hähnchen

Wir müssen nicht alle zu Veganern werden, auch wenn PETA das gern sehen würde und neuerdings sogar gefälschte Hunde grillt, um diesen Wunsch zu untermauern (was ich übrigens äußerst geschmacklos finde, auch wenn mir klar ist, worauf die eifrigen Damen und Herren hinauswollen). Natürlich wäre es schön, wenn kein Tier für uns leiden oder sterben müsste, aber so weit ist die Menschheit einfach noch nicht. Wir sind von klein auf daran gewöhnt, Fleisch zu essen, und es fällt den meisten von uns schwer, komplett darauf zu verzichten.

Wenn eine kleine Randgruppe zu Veganern wird, während der Großteil der Menschheit sich nicht den geringsten Gedanken über das Lebewesen hinter dem Stück Fleisch macht und nur nach dem Motto "Geiz ist geil" einkauft, bringt das die Tiere der Welt nicht sehr viel weiter. Anstatt ins Extreme zu fallen und die Bevölkerung in Veganer und Nichtveganer zu spalten, sollten wir uns einfach alle gemeinsam Schritt für Schritt in Richtung "weniger Fleischkonsum, artgerechte Haltung und möglichst wenig Tierleid" vorarbeiten. Was in der Massentierhaltung passiert, würde niemand, der bei klarem Verstand ist, einem Lebewesen antun wollen. Viele Menschen stehen dem nur leider gleichgültig gegenüber und befassen sich gar nicht erst damit. Das wird sich nicht von heute auf morgen ändern. Harari schreibt in seinem Buch "Eine kurze Geschichte der Menschheit" über die Sklaverei in der Historie. Die Menschen lebten mit ihr, und zwar nicht aus Bösartigkeit oder Hass gegenüber den Sklaven, sondern schlicht aus Gleichgültigkeit für deren Schicksal.

Gleichgültigkeit hat also eine lange Tradition und ist gleichzeitig eine der schlimmsten menschlichen Eigenschaften. Aber auch die öffentlich demonstrierten und gern instrumentalisierten Seelenqualen derer, die mit den Tieren leiden, bringen uns nicht unmittelbar weiter. Sie sind eher dazu geeignet, Widerstand zu provozieren. Der aktuelle Hype um den Veganismus geht mir persönlich einfach nur auf den Sack, obwohl ich selbst oft vegan koche und mich vierzehn Jahre lang fleischfrei ernährt habe. Alles ist jetzt plötzlich vegan, vom Tofu (das übrigens schon immer vegan war, auch wenn das früher nicht extra auf der Packung stand) bis zur Einkaufstasche. Meine Einkaufstaschen sind nicht explizit vegan und trotzdem nicht aus den Eingeweiden von Babyrobben gefertigt, sondern aus Baumwolle, Jute oder Leinen. Wir brauchen einen gesunden Mittelweg, der uns gemeinsam ein Stück weiterbringt und mehr Menschen von einer achtsameren und gesünderen Lebensweise überzeugt. Für den Genuss von Fleisch gibt es zwei einfache Faustregeln. Wir müssen nicht täglich oder sogar mehrmals täglich Fleisch essen. Wenn wir Fleisch kaufen, sollten wir je nach unseren persönlichen Möglichkeiten auf möglichst gute Qualität achten. Zum Wohl der Tiere, aber auch zu unserem eigenen.

Nur so können wir alle gemeinsam der Agrarindustrie zeigen, dass wir ihre Haltungsmethoden nicht weiter unterstützen. Gutes Fleisch erkennt man daran, dass es nicht für 3 Euro pro Kilogramm angeboten wird, auch wenn dem notorischen Schnäppchenjäger bei solchen Preisen das Herz aufgeht. Man kann gutes Fleisch beim Metzger, im Bioladen, auf dem Bauernmarkt oder auch in Form von Bio-Fleisch im Supermarkt kaufen, je nach persönlichem Kontostand und logistischen

Möglichkeiten. Am besten nehmen wir einfach generell etwas weniger davon und lassen dafür ein bisschen mehr Platz für Gemüse auf dem Teller, das tut der Tierwelt, dem Mikrobiom, der Figur und auch dem Geldbeutel gut.

Knabbern

Häufiges Knabbern zwischendurch ist nicht so günstig (die diplomatische Variante von „verdammt schlecht"), weil der Darm die Pausen zwischen den Mahlzeiten für seine Reinigung braucht. Der migrierende motorische Komplex arbeitet nach dem Verdauungsvorgang 90 bis 120 Minuten lang daran, Magen und Darm komplett zu reinigen. Er stoppt sofort, wenn neue Nahrung im Magen ankommt. Wer Lust auf ein Stück Schokolade hat, was ich gut nachvollziehen kann, genießt es besser direkt nach einer Mahlzeit und lässt den Darm zwischendurch in Ruhe arbeiten.

Es gibt noch ein weiteres Argument gegen häufige Snacks, und zwar den Insulinspiegel (mit „s") und die darauffolgende Ausschüttung von Inulin (diesmal ohne „s"), um den Blutzucker spiegel zu kontrollieren. Besonders beim Verzehr von Süßigkeiten steigt und fällt beides wie bei einer Achterbahnfahrt, Stichwort „Insulinschub". Das klingt zwar aufregend, aber leider stimuliert Insulin die Aufnahme von Glukose in unsere Fettzellen und den Aufbau von Fettspeichern (Speicherlipiden). Auch die Bauchspeicheldrüse muss ganz schön schuften, um genug Inulin zu produzieren und die Insulinflut einzudämmen, wie die Feuerwehr beim Einsatz.

Man kann oft den Rat lesen, man solle erst gar keinen „Heißhunger" aufkommen lassen und lieber mehrere kleine Mahlzeiten über den Tag verteilt zu sich nehmen. Wenn man aber die Sache mit dem Insulinspiegel und der Selbstreinigung des Darms berücksichtigt, sind häufige Mahlzeiten eher kontraproduktiv. Dem Stressor „Hunger" wird bei uns viel zu viel Beachtung geschenkt, vielleicht auch aus Langeweile. Ein bisschen Hunger schadet nicht.

Low Fat

Fett im Essen ist ein Geschmacksträger und nicht per se ungesund. Auch unser Körperfett ist wichtig für die Gesundheit, wie Giulia Enders auf ihre unnachahmlich lockere Art erklärt: „Primär macht uns Fett organisierter. Ohne Fett könnten wir unsere Zellen nicht voneinander abtrennen. Das merkt man etwa bei einer Narkose: Dabei werden die fettigen Zellmembranen des Gehirns vermutlich durch einen Spüli-ähnlichen Mechanismus durchlässig gemacht. Folge: Wir werden ohnmächtig. Fett ist aber auch ein Baustein: für Stress- oder Sexualhormone, Hautschutz oder eben unsere Fettdepots. Verlieren wir zu viel Gewicht, können unsere inneren Organe verrutschen." [27]

Unsere Organe sollen bitte bleiben, wo sie hingehören, deshalb: Finger weg von low-fat Lebensmitteln. Es sei denn, sie sind von Natur aus fettarm, wie Hähnchenbrust oder Kabeljau. Bei so ziemlich allem anderen ist die leckere Variante mit normalem Fettanteil die bessere Wahl, dafür eventuell in kleineren Mengen. Erst die Anti-Fett-Kampagne der siebziger Jahre hat viele

Amerikaner und Europäer so richtig dick gemacht, weil das Fett in Low-Fat-Produkten durch einen anderen Geschmacksträger, nämlich Zucker, ersetzt wurde. Dazu kommt noch der Effekt „Wenn das Zeug fettarm ist, kann ich ja mehr davon essen".

Wie so oft sind Qualität und Menge kriegsentscheidend. Erstere ist besonders wichtig, weil Fette nicht über die Leber gefiltert werden, sondern über die Lymphgefäße direkt ins Herz wandern. Eine große Menge tierischer Fette verändert das Mikrobiom und reduziert günstige Bakterien wie Akkermansia, die als Schlankmacher berühmt geworden sind. Deshalb ist es ein guter Ansatz, Fett nicht in riesigen Mengen zu essen, sondern den Verzehr etwas einzuschränken. Allerdings nicht durch den Verzehr von mehr künstlich-fettarmen Produkten! Wir wollen mit Genuss essen, und fettarmer, geschmacksneutraler Pseudo-Käse ist das absolute Gegenteil von Genuss, Fett hin oder her!

FDH

Verdammt. Das will doch niemand hören… Ich schreib's trotzdem. Kleinere Portionen sind angesagt, wenn wir gesund und schlank sein wollen. So schwer es uns auch fällt. Unsere Gehirne leben leider noch immer in der Steinzeit und brüllen uns innerlich an, wenn wir etwas Essbares finden: "Schnell, nimm so viel du kriegen kannst und iss alles auf!". Leider weiß unser Gehirn auch nach vielen Jahrtausenden noch immer nicht, dass wir heutzutage alle fünf Minuten etwas Essbares finden können, wenn wir möchten, und zwar in riesigen Mengen. Oft handelt es sich dabei um stark verarbeitete Lebensmittel, die unser Sättigungsgefühl im Kampf vernichtend schlagen.

Ich liebe Essen, und mir fällt es immer schwer, einen Teller nicht leerzuessen. Zumal ich im Normalfall viel Zeit und Mühe in die Zubereitung gesteckt habe. Es gibt nur ein Mittel, um dem Konflikt aus dem Weg zu gehen: kleinere Portionen zu kochen. Oft hat man beim Nachkochen von Rezepten oder auch beim Freestyle-Kochen das Gefühl, die Portion sei zu klein. Das stimmt aber meistens nicht. Die angegebenen Mengen reichen vollkommen aus. Ja, es nervt, wenn eine halbe Dose Bohnen oder eine halbe Paprika verwendet werden soll. Aber beide Reste lassen sich aufbewahren. Dann heißt es kreativ sein und die Überbleibsel in den nächsten Tagen zu verwerten – oft entstehen so die besten Gerichte. Schließlich machen wir keine Diät mit fest vorgegebenem Speiseplan für die nächsten drei Wochen. Ein kleiner Anreiz: Wer sich nicht schon bei der Mahlzeit vollkommen überfressen hat, kann sich ohne schlechtes Gewissen noch ein bisschen Schokolade oder eine schöne Portion Nüsse als Nachspeise gönnen.

Superfood für das Mikrobiom

Sobald wir uns etwas intensiver mit gesunder und natürlicher Ernährung befassen, lesen wir normalerweise gern Werbung für "echte Lebensmittel". Es ist äußerst interessant, zu sehen, was so alles in einer simplen Karotte oder einem Apfel steckt.

Gleichzeitig landen wir damit allerdings wieder in der Zwickmühle und fragen uns besorgt, ob wir auch wirklich genug von allen wichtigen Vitaminen und Mineralstoffen bekommen, und das täglich oder sogar mit jeder einzelnen Mahlzeit. Weil niemand von uns weiß, welche Menge Vitamin K in der täglichen Nahrung ist und ob die Menge ausreicht, finden wir uns dann doch wieder vor dem Regal mit Vitaminpillen und stopfen vorsichtshalber den Einkaufskorb damit voll. Michael Pollan nennt diese neue Ideologie "Nutritionismus" - den Zwang, Essen zu verkünsteln und Lebensmittel nur noch als Zusammenstellung von Inhaltsstoffen zu betrachten. Wir sollten Lebensmittel definitiv als Ganzes betrachten, und nicht als die bloße Summe ihrer Teile. Ich gebe Herrn Pollan vollkommen recht und schäme mich fast ein wenig dafür, auf meiner Webseite „Mikrobiominfo" einzelne Nahrungsmittel und deren großartige Eigenschaften aufgeführt zu haben. Andererseits ist ein klein wenig Werbung für echtes Essen vielleicht doch nötig, um ein Gegengewicht auf die andere Seite der Waagschale zu werfen - angesichts der allgegenwärtigen Werbung für Industrieprodukte. Während die Industrie mit diversen Versprechen, Verpackungsdesignern und Psychologen dafür sorgt, dass ihre Produkte gekauft und für gesund gehalten werden, bleibt der Gegenseite nur der Apell für "echte Lebensmittel" und der bescheidene Hinweis auf deren zahlreiche, gesunde Bestandteile.

Einer dieser Bestandteile sind Probiotika. Da wir vor allem unser Mikrobiom aufbauen möchten, sind sie in diesem Zusammenhang sogar der Wichtigste von allen.

Feed the Microbes

Unser Mikrobiom ist nur dann gesund, wenn wir ihm ausreichend Futter in Form von Ballaststoffen zur Verfügung stellen. Dieses Bakterienfutter ist natürlich einer der Bausteine unserer Anti-Diät. Es gibt verschiedene Arten von Ballaststoffen, mit verschiedenen Eigenschaften. Ganz spezielle Ballaststoffe, Präbiotika oder Prebiotika genannt (zum Beispiel Inulin, Oligofructose und resistente Stärke), sind für uns im Zusammenhang mit unserem Mikrobiom besonders interessant. Sie haben eine besonders wachstumsfördernde Wirkung auf Bifidobakterien. Diese Bakterien nimmt schon ein Säugling mit der Muttermilch auf, um Mikrobiom und Immunsystem aufzubauen. Sie begleiten ihn danach ein Leben lang. Präbiotika unterstützen also speziell die "guten" Bakterien, die durch ein reichhaltiges Nahrungsangebot stärker werden und sich häufiger vermehren. Das Wachstum schädlicher Bakterien wird dadurch automatisch gehemmt, denn andere schädliche Mikroorganismen und Krankheitserreger können sich sozusagen aus Platzmangel nicht im Darm festsetzen. Es ist wie bei einer großen Party – man besetzt einen Tisch mit all seinen besten Freunden und liebsten Verwandten, so dass sich der grummelige Großonkel nur noch an den Nachbarstisch setzen kann.

Den Ballaststoff Inulin finden wir zum Beispiel in Topinambur, Chicorée, Knoblauch, Zwiebeln, Porree, Spargel, Artischocken, Schwarzwurzeln, Weizenkleie, Endiviensalat, Pastinaken, Roggen und Bananen. Roggen, Hafer, Zwiebeln, Knoblauch, Bananen, Tomaten und Spargel haben einen hohen Oligofructosegehalt. Resistente Stärke nehmen wir mit kalten Kartoffeln (Kartoffelsalat), kaltem Reis (Sushi), weißen und grünen Bohnen, Kidneybohnen, Vollkorn-Haferbrot, grünen Bananen und Mandeln auf.

Das bedeutet aber keineswegs, dass wir uns nur auf diese wenigen Lebensmittel konzentrieren sollten. Unsere Bakterienfreunde freuen sich, wenn wir sie häufiger in den Speiseplan integrieren, aber auch alle anderen Gemüsesorten haben viele positive Eigenschaften. Wenn unser Essen einen möglichst hohen Gemüseanteil hat, können wir eigentlich gar nicht mehr so viel falsch machen.

Von Gurkenschalen und Kernen

Obwohl – eine Kleinigkeit vielleicht doch. Hier kommt ein kleiner Appell an die Gurkenschäler unter den Hobbyköchen. Die meisten meiner Freunde und Verwandten sind Gurkenschäler (ich hoffe, sie nehmen mir diesen Absatz nicht allzu übel). Der armen Salatgurke wird ihr wunderschönes und vitaminreiches Kleid, und mit ihm ein Teil ihrer Ballaststoffe, brutal vom Leib gerissen, bevor sie als lebloser hellgrüner Haufen in der Salatschüssel endet.

Ich kann diese grausame Tat nicht ganz nachvollziehen, vermutlich ist sie aber historisch bedingt. Früher gab es nicht diese schönen, schlanken, dunkelgrünen Salatgurken, sondern nur ganz profane pummelige Gartengurken mich stacheligen Stellen und rauer, fester Schale. Bei dieser Gurkensorte ist das Schälen vollkommen gerechtfertigt, ansonsten fühlt sich der Verzehr an wie der herzhafte Biss in einen Kaktus. Bei den herkömmlichen dunkelgrünen Gurken ist das Schälen dagegen nicht nötig, im Gegenteil: Der Salat sieht schöner aus, ist knackiger und hat es nährstofftechnisch in sich. Wenn die Gurke biologisch angebaut wurde, muss man auch keine Angst vor giftigen Spritzmitteln haben.

Auch andere Komponenten wie Kerne, dunkelgrüne Teile (bei Lauch und Frühlingszwiebeln) oder Trennhäute werden oft zu Unrecht als unliebsam eingestuft und landen im Abfall. Wie beim vollen Korn ist es nicht unbedingt die beste Idee, nur noch das weiche Innere übrigzulassen und den Rest wegzuwerfen. Manchmal führt am Schälen tatsächlich kein Weg vorbei, wie zum Beispiel bei weißem Spargel. Das kann ich aus Erfahrung sagen, denn ich habe einmal aus Schusseligkeit weißen Spargel ungeschält gekocht – man kann in dem Fall eigentlich nur noch die Spitzen abbeißen und den Rest wegwerfen. An manches kann man sich auch beim besten Willen nicht gewöhnen. Bei mir sind es Traubenkerne, diesem bitteren knirsch-knirsch beim Genuss einer süßen Traube kann ich einfach nichts abgewinnen, und seien die Kerne auch noch so gesund. Aber andere Sachen probiert man einfach hin und wieder und stellt irgendwann fest, dass einen das Fasrige oder Kernige entweder gar nicht mehr stört oder es sogar besser schmeckt. Durch diese diversen Kerne, Schalen und Trennwände sollten wir uns dann einfach genüsslich durchbeißen.

Neue Freunde für das Mikrobiom: Probiotika

Im Begriffs-Dschungel kann man sich manchmal ganz schön verirren. Präbiotika, Antibiotika, Probiotika, was machen nun eigentlich diese ganzen Biotika? Präbiotika als Ballaststoffe und Bakterienfutter haben wir nun schon etwas besser kennengelernt. Antibiotika sind uns leider auch ohne nähere Erläuterung bestens bekannt. Es gibt heutzutage kaum ein dreijähriges Kind, das nicht bereits eine Behandlung mit Antibiotika hinter sich hat. Und dann gibt es noch Probiotika. Die meisten wissen aus der Werbung, dass Probiotika etwas mit Joghurt zu tun haben und gesund sein sollen. Probiotika haben tatsächlich viel Potential, was zunehmend auch die Industrie erkennt. Deshalb haben sie ein langes Kapitel verdient.

Probiotika sind lebende Mikroorganismen. Man kann sie in Kapsel- und Pulverform kaufen, sie werden aber vor allem vielen Nahrungsmitteln zum Zweck der Fermentation (Umsetzung von biologischem Material durch Mikroorganismen) zugesetzt oder sind bereits in den ursprünglichen Zutaten enthalten. Probiotika sind ein gutes Mittel, um das Mikrobiom zu unterstützen, sagen die einen. Andere vertreten den Standpunkt, sie würden entweder gar nichts nützen oder sogar Schaden anrichten. Nun ist guter Rat teuer. Sollen wir so viele Probiotika essen wie möglich, sie einfach ignorieren oder sie doch lieber weitgehend meiden?

Probiotika als Heilmittel

Darmbakterien als Heilmittel bieten sich natürlich primär bei Erkrankungen des Darms an. Es gibt immer wieder Studien zur Heilung von verschiedenen Darmerkrankungen mit Hilfe von Probiotika. Mit gemischten Resultaten. Viele dieser Studien enden mit messbaren, positiven Ergebnissen. Andere wiederum stellen kaum Auswirkungen fest. Der größte Teil der positiven Ergebnisse wurde bei Patienten mit Infektionskrankheiten und Darmkrebs erzielt. Zum Beispiel sorgte in einer groß angelegten Studie mit einer Dauer von 12 Jahren und 45.000 italienischen Teilnehmern der regelmäßige Verzehr von simplem Joghurt für eine signifikant gesenkte Darmkrebsrate.

Die Immuntherapie ist ein weiterer interessanter Ansatz im Kampf gegen Krebs und hat zunächst nichts mit Probiotika zu tun. Sie baut auf eine gezielte Stimulierung oder Unterdrückung des Immunsystems, um dem Körper bei der Enttarnung und Bekämpfung von Krebs zu helfen. Die Erfolgsrate ist noch relativ gering und die Wissenschaft versucht derzeit, die Gründe dafür herauszufinden. Ein gesundes Mikrobiom könnte dabei durchaus eine Rolle spielen, denn es kann die Wirkung dieser Krebsimmuntherapie offenbar verstärken [28]. Auch in diesem Fall ist die große Herausforderung, das Mikrobiom besser zu verstehen und gute Strategien für seine Unterstützung zu finden. Möglicherweise wird es eines Tages ganz bestimmte Probiotika zur Begleitung der Immuntherapie geben.

Ein interessantes aktuelles Forschungsprojekt spielt sich auf dem Lande ab, diesmal geht es nicht um den Kampf gegen Krebs, sondern um Allergien und Asthma. Bauernhofkinder sind laut Statistik weniger von beidem betroffen als andere Kinder. Dr. Erika von Mutius geht der Ursache auf den Grund. Das Umgebungsmikrobiom spielt eine große Rolle bei der Immunisierung, denn auf dem Bauernhof kommen Kinder durch das Einatmen von Heu- und Strohfasern im Stall reichlich in Kontakt mit einem gesunden und vielfältigen Mikrobiom. Der zweite Teil betrifft aber wieder die aufgenommene Nahrung. Denn der Schutz ließ sich zum Teil auf den Verzehr von Rohmilch zurückführen, in der noch sämtliche Milchsäurebakterien enthalten sind. Aktuell (2019) läuft eine Studie, in der Kleinkindern unter kontrollierten Bedingungen Rohmilch verabreicht wird. Die Ergebnisse werden sicherlich spannend sein. Asthma-Vorbeugung durch regelmäßiges Trinken von Rohmilch. Wäre es nicht genial, wenn man mit so einfachen Mitteln Asthma und Allergien schon in der Kindheit verhindern könnte? Bestimmt nicht für den Hersteller meiner superteuren Asthma-Medikamente, für die Menschheit aber durchaus.

Schlank und glücklich mit Probiotika?

Dass die Einnahme von Probiotika eine Auswirkung auf das intestinale Mikrobiom hat, ist mittlerweile weitgehend erwiesen, auch wenn man den Einfluss dieser Auswirkung auf den Menschen noch nicht eindeutig benennen kann. Die Aussagen, wie diese Anpassung genau aussieht, driften allerdings noch etwas auseinander. Die Zusammensetzung der Bakterien in unserem Darm verändert sich offenbar sowohl bei einer Ernährungsumstellung als auch bei der Zufuhr von Probiotika. Allerdings bedeutet das nicht, dass neue Bakterienarten dazukommen, sondern es findet eher eine Verschiebung der Mengen bei den bestehenden Arten statt. Das klingt etwas unspektakulär, ist es aber nicht.

Diese Mengenverteilung steht nämlich in engem Zusammenhang mit der Figur des Bakterienträgers. Zum Beispiel überwiegen in den Därmen von übergewichtigen Menschen Firmicutes-Arten, während Bacteroides stark reduziert sind. Laut einer neueren Studie findet man dieselbe Verschiebung auch in der Bakteriengemeinschaft im Mund. Anhand der oralen Bakterienzusammensetzung lässt sich bereits bei Kleinkindern das Adipositas-Potential bestimmen [29]. Allein diese Verschiebung zwischen den Bakteriengruppen entscheidet also, ob ein Mensch für sich allein einen oder zwei Sitze im Flugzeug buchen muss. Oder auch umgekehrt – möglicherweise sind Übergewicht und die zugehörige Ernährung erst der Auslöser für diese Verschiebung, das ist noch das große Rätsel. Diverse Versuche mit Mäusen zeigen aber immerhin, dass man ein „dickes" Mikrobiom auf schlanke Mäuse übertragen und sie damit zu Moppel-Mäusen machen kann.

Die Auswirkung dieser unterschiedlich großen Gruppierungen beschränkt sich aber nicht nur auf den Körper, sondern sie betrifft auch unsere Psyche. Studien zeigten, dass sich mit der Veränderung der Mikrobengemeinschaft auch die Signalmoleküle ändern, mit dem das Mikrobiom Botschaften an das Gehirn sendet. Möglicherweise entsteht ein großer Teil unserer Emotionen und Entscheidungen tatsächlich im Bauch. Ob und wie genau diese Änderung sich auf die physische und psychische Gesundheit auswirkt, ist noch eine offene Frage. Das muss allerdings nicht bedeuten, dass es diesen Zusammenhang nicht gibt. Es ist nur sehr schwer, eine spezifische Auswirkung von Probiotika oder auch einer Ernährungsumstellung nachzuvollziehen. Zu viele andere Einflussfaktoren sind im Spiel.

Probiotika in Lebensmitteln - Superhelden im Säurebad

Zusammenfassend, wissen wir noch nicht hundertprozentig, was Probiotika bewirken. Der Wirkungsgrad ist von Mensch zu Mensch unterschiedlich. Es gibt keine absolute Garantie auf einen positiven Effekt. Deshalb könnte man durchaus anzweifeln, dass Probiotika förderlich für unsere Gesundheit sind. Ganz besonders, wenn sie mit der Nahrung aufgenommen werden, zum Beispiel mit einem Becher Joghurt. Die lebenden Bakterien im Joghurt gelangen natürlich nicht direkt in den Dickdarm, sondern müssen den Umweg durch das gesamte Verdauungssystem nehmen.

Im Mund fühlen sich die Joghurt-Bakterien noch ganz wohl, bevor sie achterbahnartig durch die Speiseröhre sausen. Aber dann wird es brenzlig. Unsere Probiotika landen im Magen. Zellen der Magenschleimhaut produzieren bereits beim Anblick von Speisen Magensaft, der zu einem Teil aus Salzsäure besteht.

Wir brauchen Magensaft, um die gegessene Nahrung ordentlich zu zerkleinern, egal ob wir gründlich gekaut haben oder unser Essen hastig hinunterschlingen. Eine weitere wichtige Aufgabe ist das Abtöten von Krankheitserregern und Viren. Die Magensäure erledigt beides, indem sie pauschal alle Eiweißstrukturen aufbricht. Dies betrifft leider nicht nur Nahrung und Krankheitserreger, sondern auch unsere freundlich gesinnten Bakterien. Die meisten von ihnen werden von der Magensäure attackiert und getötet. Nur wenige Superhelden überleben, das ist einerseits eine gute Nachricht. Andererseits sind nicht alle Superhelden gut, das wissen wir ja schon aus den Marvel-Comics.

Es ist wie immer im Leben: Die Guten fallen weniger auf, während sich die Bösen hartnäckig bemerkbar machen. Wenn unsere Nahrung schädliche Bakterien enthält, zeigt die anschließende Lebensmittelvergiftung überdeutlich, dass auch diese wenigen Überlebenden eine üble Wirkung entfalten können. Die Vergiftung ist äußerst unangenehm und kann im schlimmsten Fall sogar mit dem Tod enden. Die meisten erinnern sich bestimmt noch düster an die Infektionen mit EHEC im Jahr 2011. EHEC ist ein bestimmter Stamm von Escherichia coli Bakterien, und sie wurden mit der Nahrung aufgenommen. Es werden also niemals alle Bakterien im Magen getötet, und die wenigen Überlebenden haben offensichtlich eine Auswirkung auf unsere Gesundheit – in dem Fall eine fatale. Wenn dieses Prinzip für schädliche Bakterien gilt, wäre es sehr verwunderlich, wenn es nicht auch auf nützliche Bakterien anwendbar wäre. An dieser Stelle setzen Probiotika an.

Fermentierte Lebensmittel

Durch Fermentieren werden Lebensmittel haltbar gemacht, Aromen produziert oder Gerbstoffe abgebaut, ganz ohne Konservierungsstoffe und Geschmacksverstärker. Joghurt, Käse, Buttermilch, Kefir und Sauerkraut sind fermentierte Lebensmittel, die wir alle seit Jahrzehnten kennen. Ein paar neue, exotische kommen durch die Globalisierung dazu, wie zum Beispiel Kimchi, bei dem meine Oma frage würde „Kim... waaaaas?". Fermentiertes Gemüse hat sogar zwei Superkräfte: Es ist präbiotisch und probiotisch.

Fermentierte Lebensmittel werden auf der ganzen Welt gegessen und haben eine lange Tradition in vielen Kulturen. Ihr gesundheitlicher Nutzen war allerdings nicht der primäre Grund für die Herstellung. Der ursprüngliche Zweck der Fermentation war die Einlagerung von Lebensmitteln, und das in großen Mengen und ganz ohne Kühlschrank. Wie hilft Fermentieren dabei?

Eine der vielen coolen Eigenschaften von Bakterien ist die Erzeugung von Milch- und Essigsäure, die man in fermentierten Lebensmitteln deutlich schmeckt. Dieses saure Milieu vergrault Fäulnisbakterien und macht auf diese Weise Lebensmittel länger haltbar. Zum Beispiel auf einer langen Schiffsreise zu Zeiten der Entdecker und Eroberer. Vor dem 19. Jahrhundert war nicht die gefahrvolle Reise, sondern Skorbut die häufigste Todesursache unter Seeleuten und rottete ganze Mannschaften aus. Damals wusste noch niemand, dass Skorbut durch einen

Mangel an Vitamin C entsteht. James Cook setzte als erster Kapitän auf Zitrusfrüchte und das äußerst Vitamin C-reiche Sauerkraut und brachte damit seine Mannschaft wohlbehalten ans Ziel. Das gute Sauerkraut ließ sich wochenlang auf dem Schiff aufbewahren, weil es fermentiert und damit haltbar war. Der Geruch auf Cooks Schiff war vermutlich weniger erquickend, aber was tut man nicht alles, um zu leben.

Obwohl es aus rein wissenschaftlicher Sicht vielleicht noch nicht das ultimative „Go!" für Probiotika gibt, zeigt die persönliche Erfahrung vieler Menschen weltweit, dass der Verzehr von fermentierten Lebensmitteln positive Effekte hat. Genau diese lange Tradition von Fermentiertem macht sich die Wissenschaft in ihren Studien zunutze. Einfacher und billiger kommt man nicht an eine Jahrzehnte dauernde Langzeitstudie heran. So machte Ilja Metschnikow, ein ukrainischer Mikrobiologe, folgende Entdeckung. Ihm fiel auf, dass bulgarische Bauern, die viel Joghurt aßen und Sauermilch tranken, besonders gesund waren und gleichzeitig besonders alt wurden. Die damals entdeckte Bakterienart, Lactobacillus bulgaricus, wurde als Ursache dieser positiven Aspekte identifiziert und wird deshalb auch heute noch zur Herstellung von Joghurt verwendet.

Bevor jetzt jemand das Buch weglegt, um sofort eine Palette probiotischen Joghurt zu kaufen: Jeder Joghurt ist per se probiotisch. Es ist gar nicht unbedingt nötig, einen speziellen (vor allem speziell teuren) „probiotischen Joghurt" zu kaufen. Foodwatch liegt deshalb seit Jahren im Clinch mit der Firma Danone, die ihren Produkten wie Aktivia & Co gern quasi-medizinische Heilkräfte zuschreibt [30]. Wichtig ist nur, dass es sich noch um Joghurt handelt und nicht um eines dieser überzuckerten und mit künstlichen Aromen angereicherten Kunstprodukte.

Es gibt auch Lebensmittel, die mit Hilfe von Bakterien und Fermentierung entstanden sind und trotzdem nicht zu den Probiotika zählen, zum Beispiel Roggenbrot. Sauerteig, der zur Herstellung von Brot verwendet wird, entsteht mit der Hilfe von Mikroorganismen. Ihre Gase bringen die Löcher in die Krume und machen das Brot fluffig. Speziell beim Sauerteig lässt sich übrigens auch im privaten Haushalt das Wirken von Milchsäurebakterien hervorragend beobachten, und das ganz ohne Mikroskop. Es fasziniert mich jedes Mal wieder aufs Neue, wenn aus einem mörtelartigen Gemisch von Wasser, Mehl und Anstellgut (Rest vom Sauerteig) am nächsten Morgen auf magische Weise eine luftige, cremige Masse entstanden ist. Leider sterben die Mikroorganismen, die dafür verantwortlich sind, beim Backen des Brotes einen grausamen Tod. Wenn wir dagegen eine Gabel rohes Sauerkraut essen, nehmen wir gleichzeitig auch eine ganze Menge lebender Bakterien zu uns, und genau diese Eigenschaft zeichnet fermentierte Lebensmittel aus.

Die Bakterien in fermentierten Lebensmitteln reisen allerdings nicht so komfortabel und sicher wie ihre eingekapselten Kollegen. Durch das Säurebad im Magen werden sie stark dezimiert. Sobald fermentierte Lebensmittel erhitzt werden, ist es ebenfalls vorbei mit der probiotischen Wirkung. Sauerkraut kann seine volle Wirkung nur entfalten, wenn es in rohem Zustand, beispielsweise als Salat, gegessen wird. Als bayerischer Klassiker, nämlich die warme Beilage zum Schweinebraten, ist es zwar noch immer eine gesunde und lecker schmeckende Beilage mit vielen Ballaststoffen. Die enthaltenen Bakterien sind allerdings beim Kochen längst gestorben.

Probiotika in Kapsel- oder Pulverform

Schädliche Bakterien waren vor allem in den historischen Kriegen immer ein Problem. Die hygienischen Verhältnisse vor Ort waren außerordentlich schlecht, und Krankheiten wie Typhus, Cholera und bakterielle Ruhr (Shigellose) breiteten sich aus und forderten tatsächlich mehr Opfer als die Verwundungen durch Kriegshandlungen.

So auch in den Balkankriegen der Jahre 1912 und 1913. In diesem Krieg untersuchte der medizinische Wissenschaftler Alfred Nissle einen speziellen Soldaten. Dieser Soldat war als einziger seiner Truppe von einer grassierenden Shigellose verschont geblieben. Bei der Untersuchung entdeckte Nissle einen interessanten Stamm von Kolibakterien im Darm des Mannes. Anscheinend hatten diese speziellen Bakterien den Soldaten vor den schädlichen Shigellen bewahrt. Nissle gab diesem Escherichia coli Stamm seinen Namen und testete ihn im Selbstexperiment. Später wendete er diese Therapie an Patienten an und bekämpfte nicht nur Shigella-, sondern auch Salmonellen-Infektionen erfolgreich. Dazu füllte er die lebenden Bakterien in Gelatinekapseln, um sie vor der Vernichtung durch die Magensäure zu schützen. Diese Methode kommt auch heute noch zur Anwendung. Nissle sicherte sich 1917 das Patent auf ein

Produkt namens Mutaflor, das auch heute noch im Handel erhältlich ist und den **Escherichia coli Stamm Nissle 1917**" enthält.

Mittlerweile gibt es eine Vielzahl von probiotischen Produkten, sowohl in Kapsel- als auch in Pulverform. Vor dem Einkauf ist folgendes zu beachten: Probiotika wurden bisher nicht als Medikament eingestuft und unterliegen damit anderen Kontrollen als Arzneimittel, nämlich den Sicherheitsbestimmungen von Lebensmitteln. Sie sind im Handel unter der Rubrik "Nahrungsergänzungsmittel" zu finden und landen damit leider im gleichen Topf wie die bereits beschriebenen angeblichen Wundermittel und Kuren. Detaillierte Vorschriften zur Qualität gibt es daher nicht.

Der Nutzen von Probiotika in Pulverform ist Ansichtssache. Sie müssen, ebenso wie die Bakterien in fermentierten Lebensmitteln, erst den Magen passieren – eine Tortur, die nur wenige Superhelden überleben. Der Vorteil des Pulvers ist möglicherweise die größere Anzahl und gezielte Auslese von Bakterien im Vergleich zu Sauerkraut und anderen probiotischen Lebensmitteln. Diese Auslese ist aber gleichzeitig auch ein Nachteil, denn eine möglichst große Vielfalt ist immer gut. Zudem bieten uns echte Lebensmittel viele zusätzliche Vorteile, die ein Pulver nicht hat: Vitamine, Ballaststoffe, und vor allem – Genuss. Vielleicht hat das Schlucken eines probiotischen Pülverchens nicht viel mehr Auswirkung als der herzhafte Biss in ein köstliches Stück Rohmilchkäse.

Wenn das Ziel ist, dem eigenen Mikrobiom möglichst viele lebende Mikroorganismen hinzuzufügen, sind (neben der etwas radikaleren aber äußerst wirksamen Stuhltransplantation) magensaftresistente Kapseln der wahrscheinlich wirksamste Weg. Es gibt mittlerweile eine Menge dieser Kapseln, von verschiedenen Herstellern und mit verschiedenen Zusammensetzungen von Bakterien. Wenn in einer Kapsel möglichst viele verschiedene Bakterienstämme enthalten sind, könnten diese gewisse Synergieeffekte haben. Allerdings lässt sich ohnehin nur ein winzig kleiner Bruchteil der Darmbakterien überhaupt kultivieren und in Kapseln verfrachten. Ein weitaus größerer Teil stirbt außerhalb des Darms sofort ab, und ein weiterer sicherlich sehr großer Teil unseres Mikrobioms ist bis heute noch gar nicht entdeckt und deshalb ebenfalls nicht in den Kapseln enthalten. Die Vielfalt muss also nicht unbedingt das Auswahlkriterium sein.

Das Mikrobiom ist bei jedem Menschen anders. Das macht nicht nur die Forschung schwierig, sondern auch unseren eigenen Weg zur Gesundheit. Ein Bakterienmix, der bei einem Menschen sofort eine positive Wirkung zeigt, kann bei einem anderen rein gar keine Auswirkung haben oder einem dritten sogar schaden. Deshalb lohnt es sich, am Anfang etwas zu experimentieren, bis eines der Produkte wirkt. Wer sich unsicher ist, lässt am besten einfach die Finger davon und verlässt sich auf etwas, das sich seit Jahrtausenden bewährt hat: Fermentierte Lebensmittel.

Das Fazit: Probiotika sind gesund und Rauchen bring dich um?

Warum kann man trotz so vieler überzeugender Ergebnisse nach wie vor noch nicht mit Sicherheit behaupten, dass Probiotika generell ein wirksames Heilmittel sind?

Der erste Grund mag sein, dass die Wissenschaft sich noch nicht allzu lang mit dem Mikrobiom und der Wirkung von Probiotika beschäftigt. Mit Sicherheit wird die Mikrobiomforschung weiterhin eines der interessantesten Forschungsgebiete bleiben und in den nächsten Jahren noch erstaunliche Ergebnisse liefern. Bestimmt wissen wir bald mehr über die Wirkung von Probiotika.

Der zweite Grund ist finanzieller Art. Irgendwann in der Zukunft wird möglicherweise beim Gesundheits-Check-up das Mikrobiom eines Menschen analysiert und ihm dann ganz gezielt sein personalisierter Bakteriencocktail verabreicht. Sofern es für einen beliebigen Großkonzern lukrativ genug ist, das Verfahren entwickeln zu lassen. Aktuell besteht dafür noch kein Anlass. Die Industrie verdient mit dem Verkauf von Medikamenten, Naturheilmitteln und Therapien Milliarden an kranken Menschen. Unsere Arbeitgeber jammern natürlich gern über hohe Ausfallquoten und entsprechende Kosten – das ist sozusagen ihr Job. Aber seien wir uns ehrlich, die Industrie braucht dank der stark angestiegenen Automatisierung aller möglicher Arbeitsvorgänge keine Massen an Arbeitskräften mehr, deshalb fallen ein paar mehr oder weniger verfügbare Arbeitnehmer wahrscheinlich nicht weiter ins Gewicht. Die

Kosten für die Behandlung der Kranken werden zum größten Teil von uns selbst getragen, ob privat, über Steuern oder Krankenkassenbeiträge. Letztere werden von den Versicherungen zuverlässig zum Jahreswechsel erhöht, und wenn wir auch noch so zornig mit dem Fuß aufstampfen. Die Krankenkasse hat kein echtes Interesse daran, Kosten zu senken, solange sie ungehindert Leistungen reduzieren und gleichzeitig die Beiträge erhöhen kann. Es gibt also wenig Gründe für die Reichen und Mächtigen dieser Welt, an etwas zu arbeiten, das die Menschheit insgesamt gesünder macht. Das bleibt uns selbst überlassen.

Allerdings hat die Industrie mittlerweile auch den Verkauf von Probiotika als Umsatzquelle mit hohem Potential entdeckt, deshalb gibt es immer mehr davon im Handel. Diese Probiotika dürfen aber aktuell auch ohne den Beweis einer Wirkung verkauft werden, was das Interesse an der Finanzierung teurer Forschung wieder etwas dämpfen dürfte.

Der Hauptgrund für den fehlenden, ultimativen Beweis ist aber die Komplexität unseres Körpers, die sämtliche Studien rund um unser Essen und die Ernährung schwierig macht. Jeder Mensch unterscheidet sich vom anderen in vielerlei Hinsicht, wir sind keine „genormten" Labormäuse. Solange es zum Glück nicht erlaubt ist, Menschen zu klonen und auf dem Fließband herzustellen, ist es unmöglich, eine Studie an 100.000 Menschen mit identischen Eigenschaften durchzuführen. Die zweite Problematik ist die individuelle Lebensweise während der Studie. Wenn eine Studie sehr lange Zeit in Anspruch nimmt, zum Beispiel 30 Jahre, ändern sich in der Zeit auch andere Bedingungen. Teilnehmer aus einer Kontrollgruppe mit ungesunder Ernährung ändern ihr Verhalten in dieser Zeit möglicherweise unbewusst, steigen von Currywurst auf Karotten um und verfälschen so das Ergebnis. Kleine Flunkereien sind das dritte Problem. Generell neigen Studienteilnehmer, die ihr Essverhalten selbst dokumentieren, zur Ungenauigkeit und zu kleinen Schwindeleien – sei es absichtlich oder unbewusst.

Deshalb sind solche Studien zwar einerseits wichtig und interessant, andererseits darf man ihre Ergebnisse aber auch nicht überbewerten. Solange die Forschung noch keine eindeutigen Beweise liefern kann, bleibt es jedem selbst überlassen, verschiedene Probiotika auszuprobieren – oder auch nicht. Wenn jemand Sauerkraut widerlich findet, wäre es unsinnig, drei Portionen pro Tag hinunterzuwürgen, nur weil es so gesund sein soll. Es gibt immer gute Alternativen, so dass für jeden etwas Passendes dabei ist.

Der menschliche Organismus allein ist schon ein kompliziertes System, aber die unglaubliche Menge an verschiedenen Mikroorganismen, die in und auf uns lebt, ist noch weitaus komplizierter. Während unsere eigenen Gene sich von Mensch zu Mensch nicht besonders stark unterscheiden, sind die Gene unseres Mikrobioms so individuell wie ein Fingerabdruck. Deshalb ist es wenig erstaunlich, dass mit der Nahrung aufgenommene Bakterien auf jeden Menschen eine andere Wirkung haben, die nicht komplett vorhersehbar ist. Das Gleiche gilt allerdings auch für alles andere, mit dem unser Körper konfrontiert wird, innerlich und äußerlich. Viele Lebensmittel sind für die meisten von uns gesund oder zumindest unbedenklich, während eine kleine Prozentzahl von Menschen allergisch gegen sie ist. Eine Gesichtscreme, die bei 99 Käufern Begeisterungsstürme auslöst, hinterlässt beim hundertsten Käufer eine Haut, die aussieht wie Pizza.

Die etwas älteren von uns (keine Angst, wir sind immer noch cool) erinnern sich noch an Zeiten, in denen Lucky Luke lässig eine Kippe im Mundwinkel trug, Zigarettenwerbung erlaubt war, und der sexy Cowboy mit der Marlboro cool auf seinem Pferd saß und die Assoziation „Rauchen ist Freiheit" in unsere Gehirne pflanzte. Die Werbung verschwieg allerdings nonchalant die Tatsache, dass Rauchen den Körper zweifelsfrei auf viele Arten schädigt. Lungenkrebs ist eine der wenigen Krebsarten, deren Ursprung sehr deutlich benannt werden kann. Aber auch hier gibt es Ausreißer, weil eben nicht jeder Mensch gleich reagiert. Altkanzler Schmidt soll in seinem Leben mehr als eine Million Zigaretten geraucht haben und wurde trotzdem 96 Jahre alt. Wesentlich mehr Menschen rauchen allerdings weitaus weniger und sterben trotzdem am Bronchialkarzinom.

Mit Sicherheit lässt sich nur eins sagen: Es gibt nichts auf der Welt (und es wird auch niemals etwas geben), das für jeden Menschen gesund ist oder jeden Menschen automatisch zum Patienten macht, vor allem nicht im gleichen Ausmaß und im gleichen Zeitraum. Das gilt auch für Probiotika. Aber man kann aufgrund von Erfahrungen aus der Vergangenheit in Kombination mit der weiten Verbreitung von probiotischen Lebensmitteln davon ausgehen, dass sie auf den überwiegenden Teil der Menschheit eine positive Wirkung haben.

Manchmal muss man nicht so genau wissen, wie der Zaubertrick funktioniert

Auch wenn der ultimative Beweis noch fehlt, sollte man Probiotika nicht in den Bereich der Esoterik verbannen. Es gibt viele Studien, die eine positive Wirkung von Probiotika nachweisen konnten. Ohne dass man schon genau sagen könnte, wodurch diese Wirkung ausgelöst wird und wie die einzelnen Mikroorganismen miteinander agieren. Verteidigen die Mikroben im Darm ihr Territorium und töten die Eindringlinge? Besetzen die neuen Bakterien freie Plätze im dezimierten Mikrobiom und verdrängen schädliche Mikroorganismen? Oder klauen die Bakterien im Darm vielleicht sogar nützliche Gene von den Neuankömmlingen? Bisher scheint es noch niemand so recht zu wissen. Manchmal muss man aber gar nicht so genau wissen, wie etwas funktioniert, um es zu nutzen.

Ich spreche in meinem Büro in Regensburg in mein Headset, und meine Kollegin in Kuala Lumpur hört mich - wow! Wenn wir einen ganz wilden Tag haben, schalten wir noch eine weitere Kollegin aus den USA dazu, die dann allerdings sehr früh aufstehen muss, während meine Kollegin in Asien eine Spätschicht einlegt. Wenn Skype nicht gerade streikt, können wir zu dritt plaudern als wären wir im selben Raum. Eigentlich ist es doch ein richtiges Wunder, unsere Stimme saust durch die Leitungen und kommt in dem weltweiten Wirrwarr an Unterhaltungen auf der anderen Seite der Erdkugel bei der richtigen Person an (und vielleicht noch auf ein paar Aufzeichnungsgeräten der NSA), und das Ganze klingt auch noch irgendwie nach uns! Wissen meine Kolleginnen und ich genau, wie das funktioniert? Teufel, nein! Da war sowas mit elektrischen Schwingungen und Zeugs, aber wie schwingen die sich nun von mir bis nach Asien und gleichzeitig in die USA, und woher wissen sie, in welchem Headset sie ankommen sollen? Trotzdem funktioniert es, und wir können auch ohne tieferes Wissen problemlos ein Telefon oder Skype bedienen und die Technologie, die wir nicht verstehen, nutzen.

So ähnlich klappt das auch mit Bakterien. Erste schriftlich dokumentierte Hinweise auf „gesäuertes Brot" stammen aus der Bibel, hunderte von Jahren vor der Entdeckung der Bakterien, die auch heute noch für die Säuerung und das Aufgehen des Brotteigs verantwortlich sind. Niemand wusste damals, was da genau passiert, und trotzdem wurde die Macht der Mikroben für die Herstellung von Brot genutzt. Auch probiotische Lebensmittel bereichern seit langer Zeit unseren Speiseplan. Mit dieser pragmatischen Anwendung an Millionen von Menschen und seit Jahrhunderten kann keine noch so gut und breit durchgeführte Langzeitstudie mithalten.

Anti-Diät Teil 3: Kochen für das Mikrobiom

Um unsere Darmbakterien optimal zu unterstützen, brauchen wir vor allem eins: Jede Menge Ballaststoffe. Und zwar hauptsächlich in Form von Gemüse. Es ist aber nicht nötig, eine strenge Diät einzuhalten, zu hungern und exotische Lebensmittel einzukaufen. Das geht alles viel einfacher, abwechslungsreich und mit Spaß beim Einkaufen und Kochen.

Der dritte Teil unserer Anti-Diät enthält Beispiele und Ideen für die ersten 30 Tage und mehr. Das Ergebnis ist ein individuelles Konzept für ein gesünderes Leben mit viel Lust am Essen. Stures Befolgen von Regeln gehört nicht zu diesem Konzept.

Die Stunde der Kreativität: Personalisieren von Rezepten

365 Tage hat so ein Jahr. Manchmal gehen wir ins Restaurant oder werden eingeladen, danach bleiben aber noch immer viele Tage übrig, an denen unser Mikrobiom von uns verwöhnt werden möchte. Nun ist guter Rat teuer. Wie kommen wir an die vielen guten Rezepte heran, um abwechslungsreich und lecker zu essen? Wenn etwas so richtig köstlich aussieht, ist es doch meistens nicht gesund und damit disqualifiziert. Oder?

Mit den folgenden Tipps fällt es ganz leicht, der Mikrobiom-Anti-Diät 30 Tage lang eine Chance zu geben. Und wer weiß…

- Schränke dich nicht ein! Wähle Rezepte aus, die dir das Wasser im Mund zusammenlaufen lassen. Dann nimm die Zutaten unter die Lupe. Lässt sich etwas hinzufügen/weglassen/ersetzen, um dieses leckere Essen einfach ein bisschen gesünder zu machen?

- Als passionierter Fleischesser: Such dir vegetarische Rezepte und füge einfach etwas Fleisch hinzu. Vor dem großen Vegetarier- und Veganer-Hype mussten Vegetarier oft die umgekehrte Variante in Kauf nehmen: Man nehme ein Fleischgericht und lasse das Fleisch einfach weg – grausam! Umgekehrt funktioniert es allerdings sehr gut. Aus einem Stück Fleisch mit langweiliger Beilage entsteht ganz easy ein interessantes und würziges Gemüsegericht mit etwas Fleischbeilage – perfekt!

- Passe dich der Saison an. Im Sommer sind frische Salate und mediterranes Gemüse einfach köstlich. Im Winter schmeckt und wärmt dagegen ein dampfender Eintopf (in den Varianten deutsch, arabisch oder asiatisch), und Wurzelgemüse hat seinen großen Auftritt.

- Jeder hat seine persönlichen "Kotzwürg"-Lebensmittel: Lass dich nicht abschrecken, wenn sie in einem ansonsten tollen Rezept vorkommen. Ersetze sie einfach durch etwas anderes! Das einzige Gemüse, das ich selbst auf den Tod nicht ausstehen kann, ist Stangensellerie. Ich ersetze ihn deshalb in Rezepten oft durch Fenchel, den ich sehr gerne mag.

Lieblingsgerichte individuell Aufpeppen

Jeder von uns hat ein Set an Lieblingsgerichten. Bei mir ist dieses Sammelsurium riesig, denn ich liebe Essen und die beste Art der Globalisierung findet bei mir in der Küche statt. Je nach Lust und Laune koche ich indisch, italienisch, chinesisch, thailändisch, japanisch, deutsch oder mexikanisch. Auf meine vielen Lieblingsgerichte möchte ich natürlich keinesfalls verzichten, nur weil einige davon nicht gerade ein Fall für den Ernährungsratgeber sind. Manchmal müssen wir uns einfach etwas nicht ganz so Gesundes gönnen, und zwar ohne schlechte Gewissen. Es gibt aber noch einen weiteren guten Kompromiss. In vielen Fällen können wir unsere persönlichen Favoriten auch ganz einfach in mikrobiomfreundliche Lieblingsgerichte verwandeln, um uns selbst und unseren Bakterienfreunden etwas Gutes zu tun.

Das Kochbuch "Dinner in the Dark – Kochen fürs Mikrobiom" verfolgt genau diesen Ansatz. Es folgt ein paar einfachen Ideen, mit deren Hilfe jeder mit ein bisschen Talent zum Kochen sein Lieblingsessen ganz easy ein bisschen aufpeppen kann.

- Kleie statt Semmelbrösel – dieser simple Austausch ist einfach super für den Darm! Das funktioniert für viele Rezepte. Fleischpflanzerl (Frikadellen) kann man zum Beispiel problemlos mit Kleie zubereiten. Auch der Semmelbrösel-Belag auf Aufläufen lässt sich gut durch einen Kleie-Belag ersetzen.

- Ersetze Paniermehl durch Sesamsamen: Der Trick ist auf Fisch und Fleisch anwendbar – und schon haben Wiener Schnitzel oder Seelachsfilet etwas mehr Ballaststoffe und weniger Kohlenhydrate (perfektes Low-Carb-Essen).

- Vollkornnudeln und Vollkornreis liefern eine schöne Portion Ballaststoffe und können mit jeder beliebigen Soße oder Beilage kombiniert werden. Darunter fällt die volle Bandbreite italienischer und asiatischer Gerichte, von Spaghetti Puttanesca bis zum indischen Gemüsecurry. Im Bioladen gibt es übrigens auch Basmati- und Jasminreis in der Natur-Variante.

- Gemüse. In so gut wie jedes Gericht geht immer noch ein bisschen Gemüse rein. Langweilig schmeckt es nur dann, wenn es lieblos und unkreativ zubereitet wurde. Gulasch und andere Schmortöpfe schmecken noch besser, wenn man eine große Portion kleingewürfelter Karotten, Zwiebeln und Lauch hinzufügt. Langsames Anbraten und wiederholtes Ablöschen der Gemüsegrundlage gibt dem Gulasch nicht nur Geschmack, sondern gleichzeitig auch eine schöne, dunkle Färbung – ganz ohne den „magic dust mit viel Chemie" von Maggie und Knorr. Größere Würfel von Pastinaken, Karotten und Kürbis können problemlos die Hälfte der üblichen Fleischmenge ersetzen und machen den Schmortopf einfach lecker – und mikrobiomfreundlich.

- Bolognese Soße, frisch zubereitet, enthält eine große Menge Sellerie, Karotten und Tomaten. Im Gegensatz zur Knorr-Alternative. Die Fleischmenge reduziert sich dadurch automatisch. Das Fleisch kann natürlich auch durch Tofu oder Linsen ersetzt werden, um eine leckere Veggi-Variante auszuprobieren.

- Kartoffeln kann man durch Pastinaken ersetzen (zum Beispiel in Eintöpfen) oder durch Topinambur (zum Beispiel als Backofengemüse). Beides hat mehr Ballaststoffe und weniger Kalorien, schmeckt aber trotzdem sehr lecker und einfach mal ein bisschen anders.

Ein paar Hacks für unbeliebte Lebensmittel

Manchmal greifen wir zu Lebensmitteln, von denen uns bewusst ist, dass sie nicht so richtig gut für uns sind. Aber uns fehlen die Alternativen, weil wir die gesunde Variante einfach nur fad finden. Oder wir essen viele Gemüsesorten erst gar nicht, weil wir sie nur aus Omas Küche kennen und schon als Kinder nicht mochten. Auch dafür lässt sich mit etwas Kreativität die eine oder andere Lösung finden.

1. Wasser als Getränk ist bei vielen Menschen nicht so besonders beliebt. Man kann es aber ganz einfach in ein leckeres Getränk verwandeln: Scheibchen von unbehandelten Zitronen, Limetten und Gurken bringen einen frischen Geschmack ins Wasser. Auch angequetschte Zitronengras-Stängel sind klasse. Noch mehr Pep bekommt das Ganze durch einen Zweig Minze oder Basilikum. Lecker, originell, frech, geschmackvoll – und ganz ohne Zucker und Chemie!

2. Gemüsebeilagen kennen viele als langweilige Häufchen gedünstetes Gemüse auf dem Tellerrand, die zwar gnädig geduldet, aber ungern verspeist werden. Schluss mit der Langeweile! Schwenke das Gemüse in ein bisschen Butter, zusammen mit Knoblauch (klein gewürfelt oder als halbierte Zehe) und ein paar frischen oder getrockneten Kräutern wie Rosmarin oder Thymian oder kleinen Würfelchen von eingelegten Tomaten. Auch ein kleiner Schuss hochwertiges Olivenöl gibt einen köstlichen Geschmack – kaltgepresstes Öl sollte aber erst nach dem Braten oder Dünsten über das Gemüse geträufelt werden.

3. Kohlrabi zählt vollkommen zu Unrecht zu den eher unbeliebten Gemüsesorten. Er schmeckt wirklich köstlich und ist immer noch ziemlich gesund, wenn man ihn mit einem kleinen Schuss Weißwein, etwas Sahne und viel Knoblauch dünstet und seine Blätter, in Streifen geschnitten, dazugibt. Schon entsteht eine leckere Beilage, die auch den einen oder anderen Kohlrabi-Hasser überzeugen könnte. Noch le-

ckerer wird es mit einem kleinen Würfelchen Blauschimmelkäse – allerdings sollte anteilig schon mehr Kohlrabi als Sahne und Käse verwendet werden.

4. Blumenkohl schmeckt einfach genial mit einer Soße aus Curry und Kokosmilch. Auch hier gilt: Den Blumenkohl sollte man schon noch in der Soße erkennen können – also nicht übertreiben mit der Kokosmilch!

5. Wer sich mit dem typisch deutschen Spinat, ob mit oder ohne Blubb, nicht so recht anfreunden kann, fährt vielleicht auf die würzigere kurdische Variante ab. Tomatenmark, Zimt, Kreuzkümmel und Koriander verleihen dem kurdischen Spinat einen Hauch von Exotik.

Drei super Rezepte aus Kochbüchern

Ich liebe Kochbücher! Wenn ich mein Essen für die kommende Woche plane, setze ich mich oft mit einem Stapel Kochbücher bewaffnet auf die Couch und blättere sie nach leckeren Rezepten durch. Die folgenden Rezepte stammen aus einigen meiner Kochbuch-Favoriten. Kleine Anpassungen machen es einfacher, diese leckeren Gerichte auch nach einem langen Arbeitstag zuzubereiten oder unsere Bakterienfreunde noch ein wenig mehr zu unterstützen. Die aufgeführten Rezepte sind solche Variationen, die Quelle mit dem Original steht jeweils dabei.

Thunfisch-Kasserolle mit weißen Bohnen

Ein Rezept aus einem ganz alten Kochbuch, letztes Jahr neu entdeckt – manchmal findet man ja solche Schätze. Das Bild sieht im Kochbuch nicht besonders attraktiv aus, der Auflauf schmeckt aber einfach köstlich!

Quelle: Das große Buch der Fische & Meeresfrüchte, Könemann, ISBN 3-8290-3998-0, S.259

Variation für Mikrobenfreunde mit wenig Zeit:

- Für eine unkomplizierte Zubereitung nach Feierabend verwende ich Bohnen aus der Dose an Stelle von getrockneten.
- Je nach Vorliebe und Verfügbarkeit können weiße Riesenbohnen oder auch kleine weiße Bohnen verwendet werden. Kleinere Bohnen geben dem Auflauf allerdings eine etwas weichere Konsistenz.
- Die Dosis an Zwiebeln, Knoblauch und Kräutern ist im abgewandelten Rezept höher – Kräuter sind eigentlich nie zu viel, finde ich.
- Der frische Thymian kann natürlich auch durch getrockneten ersetzt werden.
- Als extra Gemüseportion gebe ich pro Person eine Karotte und eine halbe Stange Lauch dazu.
- Fischfond gibt dem Auflauf eine noch fischigere Note, ist aber relativ teuer und nicht immer verfügbar, deshalb kann er auch durch Gemüsebrühe ersetzt werden.
- Die Semmelbrösel ersetze ich durch Kleie und verschaffe meinen Bakterien damit eine Extraportion gesundes Futter.
- Butter ersetze ich meistens durch Olivenöl.
- Nachdem ich selten für sechs Personen koche, sind in meiner Variante die Mengen für zwei hungrige Personen angegeben.

Zutaten (Variation, 2 Personen)

1 Dose weiße Bohnen, 400 g
2 EL Brat-Olivenöl
1 rote Zwiebel, gehackt
2 Knoblauchzehen, gehackt
2 Karotten, in Würfel geschnitten
1 kleine Stange Lauch in Scheiben
2 TL Koriander, gemahlen
1 TL fein geriebene Zitronenschale
2 TL Thymian (frisch oder getrocknet)
150 ml Weißwein
150 ml Fischfond oder Gemüsebrühe
1 Dose Thunfisch, abgetropft
reichlich Basilikumblätter
2-3 große Tomaten, in dicke Scheiben geschnitten

Belag
Zwei Handvoll Kleie (Hafer, Weizen, ...)
2 Knoblauchzehen, gehackt
1 Bund frische Petersilie, feingehackt
Ein Schuss Olivenöl

Zubereitung (Variation)

Die Bohnen abtropfen lassen. Den Backofen auf 210 °C vorheizen.

In einem mittelgroßen Topf etwas Öl erhitzen. Zwiebel, Knoblauch, Koriander, Zitronenschale und Thymian bei mittlerer Hitze 5 Minuten darin dünsten. Karotten und Lauch zugeben und 5 Minuten weiter andünsten. Gemüse aus dem Topf auf einen Teller geben.

Weißwein und Fond in den Topf geben und bei starker Hitze die Flüssigkeit auf etwa die Hälfte reduzieren. Die Bohnen in den Topf geben und bei mittlerer Hitze erwärmen. Das Gemüse wieder dazugeben und alles gut verrühren.

Die Bohnenmischung in die Kasserolle füllen. Mit Thunfisch, Basilikum und Tomaten belegen.

Kleie, Knoblauch und Petersilie für den Belag vermischen. Über die Tomaten geben, mit Olivenöl beträufeln und 30 Minuten backen, bis die Kruste goldbraun ist.

Mixed Forces Plate

Mein Lieblings-Gericht aus den Büchern von Hildmann, auch für nicht-Veganer ein Gaumenschmaus. Das Originalrezept ist im Prinzip perfekt wie es ist, deshalb enthält meine Variation nur minimale Anpassungen.

Quelle: Vegan for Fit (Attila Hildmann), Becker Joest Volk Verlag, ISBN 978-3-938100-81-3, S. 153

Variation für Knoblauch-Fans:

- Da ich Knoblauch liebe, verfeinert bei mir eine extra Zehe den Hummus.
- Kräutersalz verwende ich persönlich nicht, ich nehme lieber normales Salz und gegebenenfalls frische Kräuter.
- 1 Brokkoli reicht vollkommen, außer er ist winzig klein, dann kann man auch zwei nehmen.

- Die Verwendung von Mineralwasser zum Kochen ist ein Attila-Special, bei mir tut es das Wasser aus der Leitung vollkommen.

- Sesam Mus ist per se schon nicht in jedem Dorf-Supermarkt erhältlich und ist, einmal geöffnet, nicht ewig haltbar. Extra für dieses Rezept dunkles Mus zu kaufen lohnt sich nicht – helles tut's genauso.

- Die Zubereitung bleibt identisch – allerdings grille ich das Gemüse auf Stufe 2, anstatt es bei 250° C zu backen. Es bleibt dann etwas fester.

Zutaten (Variation, 2 Personen)

Für die Mixed Forces Plate:
600 g Hokkaido-Kürbis
1 TL Paprikapulver
Salz
Ca. 7 EL Olivenöl
1 Knoblauchzehe
½ - 1 Aubergine
1 Brokkoli
1 EL Zitronensaft
Salz
30 g Sonnenblumenkerne

Für den Hummus:
200 g gegarte Kichererbsen
30 g Sesam-Mus
1 EL Zitronensaft
1 TL gemahlener Kreuzkümmel
½ TL Salz
40 ml kaltes Wasser
1-2 Knoblauchzehen

Außerdem:
1 Chilischote
¼ Bund glatte Petersilie
Paprikapulver

Backofen auf ca. 250 °C vorheizen.

Den Kürbis waschen, halbieren und entkernen. Kürbis mit einem scharfen Messer in schmale Spalten schneiden. Mit Paprikapulver, Meersalz und 2 EL Olivenöl mischen.

Für die Aubergine die Knoblauchzehe schälen und fein hacken. Aubergine waschen und in Scheiben schneiden. Mit 2 EL Olivenöl, Knoblauch und Meersalz würzen. Kürbis und Aubergine gleichmäßig auf einem mit Backpapier belegten Backblech verteilen. Im Backofen auf der obersten Schiene ca. 15-17 Minuten grillen.

Brokkoli waschen und ca. 500 g Röschen vom Strunk schneiden. In kochendem Salzwasser ca. 3 Minuten garen. In einem Sieb abtropfen lassen. Mit 2 EL Olivenöl, Zitronensaft, Kräutersalz und Sonnenblumenkernen vorsichtig mischen.

Für den Hummus alle Zutaten im Mixer pürieren.
Chilischote waschen und in feine Ringe schneiden. Petersilie waschen, trocken schütteln und fein hacken.

Hummus in der Mitte von zwei Tellern verteilen. Mit Paprikapulver bestäuben und mit gehackter Petersilie und einem Schuss Olivenöl beträufeln. Kürbis, Brokkoli und Aubergine drumherum anrichten. Die Aubergine mit Chiliringen und etwas Petersilie garnieren.

Gemüse-Linsen-Eintopf mit Pfannenfeta

Dieses Rezept habe ich schon so oft gekocht, dass ich das Buch eigentlich nicht mehr brauche. Ich liebe Linsen ohnehin, aber dieses Rezept gibt ihnen einen Hauch von Sauce Bolognese, und der köstliche Feta ist ein Traum! Auch hier sind keine großen Abwandlungen nötig – das Rezept enthält bereits reichlich Ballaststoffe.

Quelle: Herbst, Winter, Gemüse! (Cornelia Schinharl), Gräfe und Unzer Verlag, ISBN 978-3-8338-3438-7, S. 66

Variation für knackiges Gemüse:

- Das Rezept ist auch hier für 2 hungrige Personen umgerechnet
- Statt gelber Bete, verwende ich Karotten. Sie sind der gelben Bete meiner Meinung nach geschmacklich eine Nasenlänge voraus.
- Der Käse kann auch mit Sesamsamen oder Kleie ummantelt werden.
- Die Gemüsevorbereitung ist im Originalrezept sehr ausführlich beschrieben, ich kürze es deshalb stark, ohne das Original extra aufzuführen.
- Das Gemüse lasse ich allerdings nicht mit den Linsen im Topf, sondern stelle es auf einem Teller beiseite, damit es etwas knackiger bleibt.
- Schafskäse ist einfach lecker, deshalb gibt es davon bei mir ein bisschen mehr.

Zutaten (Variation, 2 Personen)

300 g Karotten
150 g Knollensellerie
1 mitteldicke Stange Lauch
2 Knoblauchzehen
1 getrocknete Chilischote
1 TL getrocknete Thymianblättchen
4 EL Olivenöl
150 g braune, schwarze oder grüne Linsen
Ca. 300 ml milde Gemüsebrühe
2 TL Tomatenmark
1 EL Apfelessig
Salz / schwarzer Pfeffer
1 TL Honig
200 g Schafskäse (Feta)
2 EL Sesamsamen oder Kleie
1 EL Butter

Zubereitung (Variation)

Die Karotten ca. ½ cm, den Sellerie ca. 1 cm groß würfeln. Den Lauch in Streifen schneiden. Knoblauch und Chilischote in Scheiben schneiden.

In einem Topf 2 EL Öl erhitzen und das Gemüse mit Knoblauch, Chili und Thymian andünsten.
Das Gemüse auf einem Teller beiseitestellen.

Linsen waschen und in den Topf geben. Brühe dazu gießen und zugedeckt bei schwacher Hitze garen.
Nach etwa 15 Minuten (die Linsen sollten noch sehr bissfest sein) das Gemüse zu den Linsen in den Topf geben, kurz auf mittlerer Stufe erhitzen und für weitere 15 – 20 Minuten bei geschlossenem Deckel auf niedriger Stufe leicht köcheln lassen.

Bei Bedarf noch etwas Brühe angießen. Mit Salz, Essig, Tomatenmark, Pfeffer und Honig würzen.

In der Zwischenzeit den Feta in gleich große dünne Scheiben schneiden, in Sesam oder Kleie wenden.

Kurz vor Ende der Garzeit den Feta in einer beschichteten Pfanne bei starker Hitze pro Seite ca. 1 Minute braten.

Gemüseeintopf mit Feta anrichten.

Lieblingsrezepte-Online

Um lecker, gesund und abwechslungsreich zu essen, müssen wir weder das Rad neu erfinden noch speziellen Diätplänen folgen. Wenn wir wissen, worauf es ankommt, können wir überall tolle Rezepte finden. Es gibt unglaublich professionelle Food-Blogs und andere Rezeptsammlungen im Internet. Viele dieser Rezepte sind ohnehin schon sehr gesund, andere können wir individuell abwandeln.

One-Pot

Formerly known as "Eintopf". Eintopf geht eigentlich immer, vor allem im Winter. Wenn das Gemüse geschnippelt ist, geht der Rest von alleine, und der Koch kann in der Zwischenzeit noch Kleinigkeiten erledigen, ein bisschen lesen oder eine Viertelstunde Yoga zur Nackenentspannung einlegen.

- LowCarb-Ernährung - Chili sin Carne
  (https://www.lowcarb-ernaehrung.info/chili-sin-carne/)
- HappyCarb – Magic Stoffwechsel Kohlsuppe
  (https://happycarb.de/rezepte/suppen-eintoepfe/magic-stoffwechsel-kohlsuppe/)
- HappyCarb – Feuriger Bohnentopf
  (https://happycarb.de/rezepte/suppen-eintoepfe/feuriger-bohnentopf/)
- HeavenLynnHealthy - Marokkanischer Kichererbsen-Grünkohl-und-Süßkartoffel-Eintopf (http://de.heavenlynn-healthy.com/marokkanischer-kichererbsen-gruenkohl-und-suesskartoffel-eintopf/)

- Kochkarussell - Käse-Lauch-Suppe mit Hack
  (https://kochkarussell.com/kaese-lauch-suppe-mit-hack/)

Super Bowls

Gesunden Rezepten wird oft nachgesagt, sie wären fad und langweilig. Angesichts der Auswahl in Restaurants und diverser Abspeckrezepte ist diese Meinung vollkommen nachvollziehbar. Es gibt aber einen super Trend, der das absolute Gegenteil beweist: Bowls. Ich liebe sie. Bowls sind verdammt aufwändig, aber das Ergebnis spricht wirklich für sich. Eine wunderschöne Schüssel voll bunter Vielfalt, die man eigentlich kaum toppen kann.

- Springlane - Buddha Bowl mit Süßkartoffeln und Kichererbsen
  (https://www.springlane.de/magazin/rezeptideen/buddha-bowls-rezepte/#Buddha_Bowl_mit_Suesskartoffeln_und_Kichererbsen)
- Springlane - Kunterbunte Buddha Bowl
  (https://www.springlane.de/magazin/rezeptideen/buddha-bowls-selbermachen/)
- Foodboom - Buddha Bowl mit Quinoa und gerösteten Kichererbsen
  (https://www.foodboom.de/rezepte/buddha-bowl-mit-quinoa-und-kichererbsen)
- Ichkoche - Buddha Bowl mit Huhn und Quinoa
  (https://www.ichkoche.at/buddha-bowl-mit-huhn-und-quinoa-rezept-233062)

- Und hier gibt es die Anleitung für ganz Kreative: Good Life Bowls – in 5 Schritten zur perfekten Bowl (https://www.eat-this.org/good-life-bowls-in-5-schritten-zur-perfekten-bowl/)

Vegane Rezepte

Man muss kein Veganer sein, um vegane Rezepte gut zu finden. Sie haben meistens einen großen Vorteil namens „Gemüse". Reichlich Gemüse! Deshalb sind sie auch für Fleischesser und Vegetarier immer eine gute Wahl.

Tierische Fette sind eine der Zutaten, die sich, besonders in großen Mengen, nachweislich nicht sehr günstig auf unser Mikrobiom auswirken. Zu viel tierisches Fett in der Nahrung fördert Entzündungen, die ihrerseits wieder Übergewicht fördern, das seinerseits Entzündungen fördert, und so weiter. Über die Frage, was genau „zu viel" bedeutet, kann man allerdings streiten. Aber wir wollen ja keine Religion daraus machen und auch keine Perfektionisten werden. Eine Einschränkung von Fleisch und anderen tierischen Produkten ist sicherlich sinnvoll, zum Veganismus müssen wir deshalb nicht konvertieren.

Es spricht rein gar nichts gegen einen abwechslungsreichen Mix aus veganen, vegetarischen und fleisch- oder fischhaltigen Mahlzeiten. Auch wenn Veganer jetzt laut „Buuuh!" schreien werden: Ein veganes Essen kann durchaus ab und zu mit etwas Fisch oder Fleisch kombiniert werden und ist noch immer wesentlich gesünder als Currywurst mit Pommes. Viele vegane

Gerichte sind aber so toll, dass man das Fleisch wirklich nicht vermisst.

- Kitchenstories - Scharfe Kichererbsensuppe (https://www.kitchenstories.com/de/rezepte/scharfe-kicher-erbsensuppe)
- Eat This - Gedämpfter Pak Choi mit Knoblauch-Ingwer-Sauce (https://www.eat-this.org/gedaempfter-pak-choi-mit-knoblauch-ingwer-sauce/)
- Eat This - Tofu Kung Pao (https://www.eat-this.org/tofu-kung-pao/)
- Eat This - Loaded Hummus mit geröstetem Blumenkohl (https://www.eat-this.org/loaded-hummus-mit-geroeste-tem-blumenkohl/)
- Eat This - Herbstliches Ofengemüse mit Hirse-Kürbis-kernöl-Dip (https://www.eat-this.org/herbstliches-ofengemuese-mit-hirse-kuerbiskernoel-dip/)
- Attila Hildmann - Zucchini-Spaghetti alla Carbonara (https://www.attilahildmann.de/de/rezepte/zucchini-spa-ghetti-alla-carbonara.html)

Currys

Es gibt nichts Köstlicheres als ein dampfendes Curry, am besten schön scharf. Die wichtigste Zutat außer viel Gemüse: Gewürze, Gewürze, Gewürze. Es gibt gute Gewürzmischungen zu kaufen, zum Beispiel indisches Madras Curry vom Achterhof oder rotes Thai-Curry als Paste. Wer Currys liebt, kann die nötigen Gewürze auch einzeln kaufen, um seine individuellen Mischungen selbst zu zaubern.

Für Currys braucht man eigentlich kein Rezept. So ziemlich alles, was wir in Haus und Garten finden, kann verarbeitet werden - Karotten, Zucchini aus dem eigenen Garten, der halbe Kürbis vom letzten Essen. Egal was gerade Saison hat oder übriggeblieben ist, man kann es mit Sicherheit zu einem genialen Curry verarbeiten. Wer einen Schlemmertag ausgleichen möchte, genießt sein Curry pur. Für den großen Hunger und mehr Kraft für die nächste Wanderung gibt es leckeren Vollkorn-Basmatireis dazu.

- Kitchenstories - Süßkartoffel-Curry
  (https://www.kitchenstories.com/de/rezepte/susskartoffel-curry)
- Kitchenstories - Steckrüben-Curry
  (https://www.kitchenstories.com/de/rezepte/steckruben-curry)
- Springlane - Blumenkohl-Kichererbsen-Curry
  (https://www.springlane.de/magazin/rezeptideen/blumenkohl-kichererbsen-curry/)

Spontan-Gerichte und Eigenkreationen

Manchmal stehen wir ja nicht nur in der Küche, sondern gleichzeitig auch auf dem Schlauch, und wissen überhaupt nicht so recht, wo wir spontan ein Rezept finden sollen. Oder wir haben gerade gar keine Lust, nach Rezept zu kochen. Es gibt viele ganz einfache Gerichte, die man mit ein bisschen Erfahrung in der Küche auch ganz ohne Rezept hinbekommt. Gleichzeitig eignen sich diese Eigenkreationen wunderbar zur Resteverwertung - wir wollen schließlich möglichst keine Lebensmittel verschwenden. Was auch immer Kühlschrank und Gefriertruhe hergeben, es findet bestimmt Platz in einem dieser Spontan-Gerichte.

- Vollkornnudeln mit Tomaten- oder Sahnesoße und extra viel Gemüse
- Salat mit allem, was gerade Saison hat, lecker aussieht oder weg muss (Käsewürfel, Thunfisch, Stremel-Lachs, Tomaten aus dem Garten, die halbe Gurke aus dem Gemüsefach, Oliven, Kürbiskerne, Sonnenblumenkerne, Hähnchenbrust, …)
- Chili Con/Sin Carne in sämtlichen Variationen (optional mit Vollkornbaguette)
- Fisch (z.B. Kabeljau-Rückenfilet) mit knusprigem Topinambur und beliebigem Gemüse der Saison
- Linseneintopf mit Wurzelgemüse
- Hähnchen oder Halloumi mit Gemüse aus dem Backofen, mediterran gewürzt
- Lachssteaks mit Salaten (zum Beispiel Fenchel- und Tomatensalat)

- Schnitzel mit Sesampanade, angebratenem Gemüse und Salat
- Wraps, warm oder kalt gefüllt (zum Beispiel mit Rucola, Avocado, Karotten, Tofu, Kidneybohnen, Krautsalat, Falafel, Paprika, Tomaten, Kürbisspalten, …)

Kleine Büromahlzeiten

Denke unkonventionell, sei kreativ! In Punkto „so muss eine Mahlzeit aussehen" haben wir uns ein bestimmtes Schema angewöhnt. Aus diesem Gefängnis sollten wir ganz schnell ausbrechen! Statt der üblichen Wurstsemmel und dem Schokoriegel als Nachspeise können wir je nach Saison eine Mischung aus Obst, Gemüse, Nüssen, Joghurt und vielen anderen leckeren Sachen zur Arbeit mitnehmen. Klingt langweilig und aufwendig, ist es aber gar nicht! Wir brauchen nur eine Frischhaltedose und ein paar Ideen.

- Erdbeeren, Heidelbeeren und eine Handvoll Paranüsse
- Ein Apfel und ein Becher Kefir oder Joghurt (mein Standardessen, weil es so easy mitzunehmen ist)
- Joghurt mit Ananasstückchen, Kokosflocken und Honig und dazu ein paar Trocken-Aprikosen
- Ein oder zwei Karotten, Walnüsse und Trockenpflaumen
- Cocktailtomaten mit Basilikum und Mozzarellakügelchen, als Nachspeise ein paar Kirschen
- Smoothie aus Spinat, Ananas, Banane und Leinsamen
- Shake aus Beeren und Joghurt

- Joghurt mit Honig, Kokosraspeln, Leinsamen und Orangenstückchen
- Gurken- und Karottensticks mit Frischkäse, dazu eine Handvoll Cashewkerne
- Karottensticks oder Selleriestangen (irgendjemand mag die bestimmt) mit Hummus
- Warmes Porridge aus Haferflocken, Wasser, Zimt, Honig und Rosinen und dazu ein Apfel (perfekt im Winter, wenn man auch im Büro kalte Finger hat)
- Bananenshake aus Banane, Buttermilch und Leinsamen
- Birne mit einem Stückchen Käse und getrockneten Feigen
- Käse mit Weintrauben
- Kefir und gemischtes Trockenobst (Pflaumen, Aprikosen, Mango-Streifen, …)
- Joghurt mit Knuspermüsli und getrockneten Bananenstückchen
- Müsli mit Banane und Mandarinen dazu

Ein kleiner Tipp: In meiner Schreibtischschublade im Büro habe ich einen kleinen Vorrat an Nüssen und Trockenobst. Wenn der Hunger größer ist als die mitgebrachte Mahlzeit, freue ich mich über die kleine Nachspeise.

3... 2... 1... Go!

Frisch inspiriert, können wir jetzt eigentlich sofort loslegen. Die Mikrobiom-Anti-Diät muss nicht erst aufwändig geplant werden oder an einem Montag (weil das sowieso der schlimmste Tag der Woche ist) beginnen. Wenn heute Dienstag ist, spricht nichts dagegen, am Mittwoch zu beginnen, oder auch sofort. Aus dem Inhalt des Kühlschranks lässt sich bestimmt etwas leckeres zaubern, sofern da nicht nur eine Flasche Sekt steht. Vielleicht wächst gerade etwas Essbares im Garten? Perfekt! Greif zu und mach etwas Köstliches daraus. Falls gerade Wochenende ist und du morgen eingeladen bist, egal! Geh auf die Feier, genieße das gute Essen und die Getränke, lache mit deinen Freunden und schränke dich nicht ein. Das ist Teil der Anti-Diät und fällt unter das Kapitel „Relax gefälligst!". Scheint die Sonne? Dann her mit den Turnschuhen oder Wanderstiefeln und raus an die frische Luft mit dir! Außer du hast gerade keine Lust, dann bleibst du eben auf der Couch oder im Garten und liest stattdessen ein gutes Buch. Alles ist mit der Anti-Diät kompatibel. Viel Spaß dabei!

Nachwort

Vielen Dank für das tapfere Durchhalten bis zum Ende!

Ich hoffe, die Anti-Diät hat dich inspiriert und dir auf die eine oder andere Art geholfen. Mit ein bisschen Motivation oder auch nur mit ein paar interessanten Erkenntnissen. Vielleicht auch mit dem einen oder anderen Schmunzeln über unsere komplett verrückte Welt.

Eine kurze Anmerkung zu den Zahlen und Fakten im Buch: Wie bereits erwähnt, bin ich kein Mediziner oder Mikrobiologe, sondern mein Wissen stammt aus Büchern und Artikeln. Deren Angaben, zum Beispiel über die Anzahl der Bakterien im Darm, variieren oft stark. Ganz genau scheint es wohl niemand zu wissen. Auch ich habe natürlich keine Möglichkeit, die einzige Wahrheit herauszufinden – vielleicht gibt es sie auch gar nicht. Ich sammle Informationen und ziehe nach bestem Wissen und Gewissen meine persönlichen Schlussfolgerungen daraus. Viele davon haben mir selbst sehr geholfen, meine Gesundheit zu verbessern, deshalb möchte ich dieses Wissen gern weitergeben. Ich lerne laufend dazu und verwerfe mit dem neuen Wissen auch manche Überzeugungen wieder, um offen für neues zu bleiben.

In einigen Kapiteln in diesem Buch habe ich mir erlaubt, von mir selbst abzuschreiben, und Teile meiner Webseite (www.mikrobiominfo.de) verwendet. Wenn du das Mikrobiom mittlerweile ebenso interessant findest wie ich, besuche mich doch dort. Ich freue mich sehr über jeden hinterlassenen Kommentar, der mir hilft, die Seite zu verbessern und zu sehen, was dich und andere Leser am meisten interessiert.

Zuletzt hätte ich auch noch eine weitere Bitte. Es ist nicht leicht, sich als neuer und unbekannter Autor zu etablieren. Die Tantiemen bewegen sich im Cent-Bereich, die Kosten leider nicht. Die Zeit und Mühe, die ein Autor für seine Bücher aufwendet, hat viel mit Idealismus und natürlich der Freude am Schreiben zu tun. Beifall ist das Brot des Künstlers, dieser Spruch gilt auch für Autoren. Unser Beifall setzt sich aus Sternchen, Weiterempfehlungen und guten Bewertungen zusammen. Wenn dir dieses Buch gefallen hat, würde ich mich sehr freuen, wenn du mich mit einer entsprechenden Bewertung, einer Weiterempfehlung und vielleicht sogar einer kleinen Rezension dafür belohnen würdest. Vielen Dank dafür!

Alles Gute für dich und deine Bakterienfreunde!

Literaturverzeichnis

[1]   Y. N. Harari, Eine kurze Geschichte der Menschheit, 2015.

[2]   L. N. R. Fund, „Study finds eating fiber prevents gut bacteria from eating you," 11 2016. [Online]. Available: https://www.fnr.lu/research-with-impact-fnr-highlight/eating-fiber-prevents-gut-bacteria-eating-you/. [Zugriff am 1 11 2019].

[3]   E. Mayer, „Das Verdauungssystem als Supercomputer," in *Das zweite Gehirn*, p. 19.

[4]   E. Mayer, „Der Darm als Sinnesorgan," in *Das zweite Gehirn*, p. 66.

[5]   E. Mayer, „Ungesunde Erinnerungen - die Wirkung frühkindlicher Erfahrungen auf den Dialog zwischen Darm und Gehirn," in *Das zweite Gehirn*, p. 109.

[6]   E. Mayer, „Emotionen in neuem Licht," in *Das zweite Gehirn*, p. 139.

[7]   „https://www.bundesgesundheitsministerium.de/,"
       Bundesministerium für Gesundheit, [Online]. Available:
       https://www.bundesgesundheitsministerium.de/themen/pra
       evention/gesundheitsgefahren/depression.html.

[8]   „https://www.spektrum.de," Spektrum der Wissenschaft
       Verlagsgesellschaft mbH, [Online]. Available:
       https://www.spektrum.de/news/ist-glueck-eine-frage-der-
       gene/1301430.

[9]   „myFairtrade," Fair Trade Handels AG, [Online]. Available:
       https://www.myfairtrade.com/gesundheit/. [Zugriff am 11
       2019].

[10]   M. Pollan, Lebens-Mittel: Eine Verteidigung gegen die
       industrielle Nahrung und den Diätenwahn, 2009.

[11]   F. T. H. AG, „myfairtrade," Fair Trade Handels AG, [Online].
       Available: https://www.myfairtrade.com/weizengrassaft-
       pulver.html.

[12]   E. Mayer, „Der Darm unter Verdacht," in *Das zweite Gehirn*,
       p. 86 ff..

[13]   F. T. H. AG, „myfairtrade," Fair Trade Handels AG, [Online].
       Available:
       https://www.myfairtrade.com/gesundheit/verdauung/bento
       nit/.

[14]   „www.naehrwertrechner.de," Stefanie C. Poplutz, [Online].
       Available:

https://www.naehrwertrechner.de/naehrwerte/Weizen+Voll korn/. [Zugriff am 2019].

[15] W. Bartens, „Entschlackung? Es gibt kein Abfluss-Frei für den Körper," in *Schluss mit den falschen Vorschriften*, p. Pos.450.

[16] N. N. Taleb, in *Antifragilität: Anleitung für eine Welt, die wir nicht verstehen*, p. 162.

[17] „https://www.klartext-nahrungsergaenzung.de/," Verbraucherzentrale NRW e.V., 2017. [Online]. Available: https://www.klartext-nahrungsergaenzung.de/wissen/projekt-klartext-nahrungsergaenzung/informationen/rechtliches/allgemeine-rechtliche-aspekte-zu-nahrungsergaenzungsmitteln-13248. [Zugriff am 01 11 2019].

[18] „https://gutepillen-schlechtepillen.de/," Gute Pillen - Schlechte Pillen - Gemeinnützige Gesellschaft für unabhängige Gesundheitsinformation mbH, [Online]. Available: https://gutepillen-schlechtepillen.de/. [Zugriff am 1 11 2019].

[19] I. Ben-Barak, „Fortpflanzen, fortpflanzen, fortpflanzen," in *Kleine Wunderwerke*, p. 16.

[20] E. Mayer, „Kann eine Ernährungsumstellung die Darmmikrobiota verändern?," in *Das zweite Gehirn*, p. 214.

[21] K. Zahnweh, „mikrobiominfo," Katrin Zahnweh, [Online]. Available:

https://mikrobiominfo.de/gesund/schwangerschaft. [Zugriff am 1 11 2019].

[22] „spektrum.de," Spektrum der Wissenschaft Verlagsgesellschaft mbH, [Online]. Available: https://www.spektrum.de/wissen/die-fuenf-grossen-fragen-der-gluecksforschung/1404493.

[23] M. Pollan, Essen Sie nichts, was Ihre Großmutter nicht als Essen erkannt hätte.

[24] „www.bvl.bund.de," Bundesamt für Verbraucherschutz und Lebensmittelsicherheit (BVL), [Online]. Available: https://www.bvl.bund.de/DE/01_Lebensmittel/04_Antragste llerUnternehmen/04_Zusatzstoffe/lm_zusatzstoffe_Zulassun g_node.html. [Zugriff am 01 11 2019].

[25] „https://www.nature.com/," [Online]. Available: https://www.nature.com/articles/nature14232.epdf?referrer _access_token=HxLQjdYRNAcZfzFwx-r84tRgN0jAjWel9jnR3ZoTv0NbBDjcTUxE_5DwCAU7G8vbLDW pEOi11ft-sNe96llKrqB5q4HQKkKCcaeHNg_SnTHiRLrQ096jrDCEigmNb9s l0a2iAiCLIytleZNor3SelFN-weCErGPClx94mrKHlcqXtveXq9lwkv_U. [Zugriff am 01 11 2019].

[26] E. Mayer, „Darmmikroben und die Gefahren der modernen Ernährung," in *Das zweite Gehirn*, p. 244.

[27] C. Schöps, „www.zeit.de,“ [Online]. Available:
https://www.zeit.de/2019/22/fette-fettzellen-fettsaeuren-
omega-3-giulia-enders. [Zugriff am 01 11 2019].

[28] N. B. D. S. Codeathon, „https://www.ncbi.nlm.nih.gov,“
[Online]. Available:
https://www.ncbi.nlm.nih.gov/pmc/articles/PMC6529202/.
[Zugriff am 01 11 2019].

[29] „scinexx.de,“ [Online]. Available:
https://www.scinexx.de/news/medizin/verraet-die-
mundflora-spaeteres-uebergewicht/. [Zugriff am 01 11 2019].

[30] „foodwatch.org,“ foodwatch Deutschland, [Online].
Available:
https://www.foodwatch.org/de/informieren/werbeluegen/pr
odukte/verbesserung-vorgetaeuscht/danone-activia/?L=0.
[Zugriff am 01 11 2019].